彩色图解

舌诊大全

袁静雪

——编著——

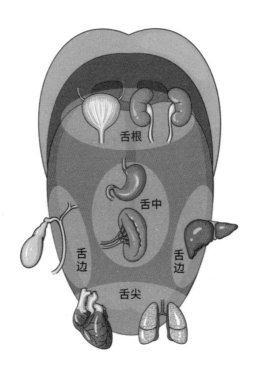

舌根

舌中

舌边

舌边

舌尖

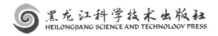
黑龙江科学技术出版社
HEILONGJIANG SCIENCE AND TECHNOLOGY PRESS

图书在版编目（CIP）数据

彩色图解舌诊大全 / 袁静雪编著 . -- 哈尔滨：黑
龙江科学技术出版社，2023.10
ISBN 978-7-5719-2155-2

Ⅰ . ①彩… Ⅱ . ①袁… Ⅲ . ①舌诊 - 图解 Ⅳ .
① R241.25-64

中国国家版本馆 CIP 数据核字 (2023) 第 193364 号

彩色图解舌诊大全
CAISE TUJIE SHEZHEN DAQUAN

编　　著	袁静雪
责任编辑	回　博
封面设计	韩海静
出　　版	黑龙江科学技术出版社
地　　址	哈尔滨市南岗区公安街 70-2 号
邮　　编	150007
电　　话	（0451）53642106
传　　真	（0451）53642143
网　　址	www.lkcbs.cn
发　　行	全国新华书店
印　　刷	德富泰（唐山）印务有限公司
开　　本	710 mm×1000 mm　1/16
印　　张	16
字　　数	163 千字
版　　次	2023 年 10 月第 1 版
印　　次	2023 年 10 月第 1 次印刷
书　　号	ISBN 978-7-5719-2155-2
定　　价	69.00 元

舌是人体的一个器官，它对我们来说非常重要。在日常生活中，舌的使用频率很高，其主要是辅助发言和进食。我们说话要用到它，咀嚼、吞咽也要用到它。

不仅如此，舌还与我们的身体健康息息相关。可以说，舌发出提示我们身体状况的信号，当我们的身体功能出现问题时，就会通过舌的变化显示出来。例如，当我们吃了太多辛辣食物而导致上火时，舌头就会变得更红。此外，我们身体不舒服，去中医院看病时，医生也常常会查看一下我们的舌头。

因此，了解我们的舌，并学会观察其变化，就可在一定程度上管理自己的身体健康。这种根据不同的舌象来判断我们身体状况的方法就是舌诊。虽然舌诊是博大精深的中医的一个重要方面，但不代表只有中医专家才会，普通人一样可以学会。本书就是专为普通读者编写的，即使你是零基础，也能快速学会舌诊基础知识，从而可以通过观察舌象为家人、朋友的健康保驾护航。

本书结构清晰，内容翔实，从最基本的舌诊概念、舌诊历史开始介绍，到讲解舌诊的具体方法，并根据人的体质有针对性地介绍了每种体质的养护方法、膳食调理方法和养生穴位等，让你可以从整体上了解自己的身体状况，从而进行相应的调理；本书重点介绍了不同体质的各种舌象及相关病症，并给出了相应的解决方法，让你可以有病早知道、早治疗，从而拥有一个健健康康的身体。

目录

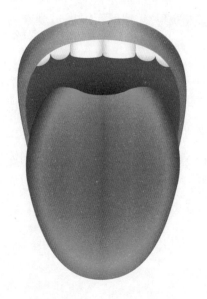

第四章

怕冷的阳虚体质

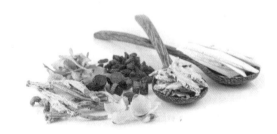

第五章

缺水的阴虚体质

第六章

抑郁的气郁体质

第七章

长斑的血瘀体质

第八章

肥胖的痰湿体质

第九章

长痘的湿热体质

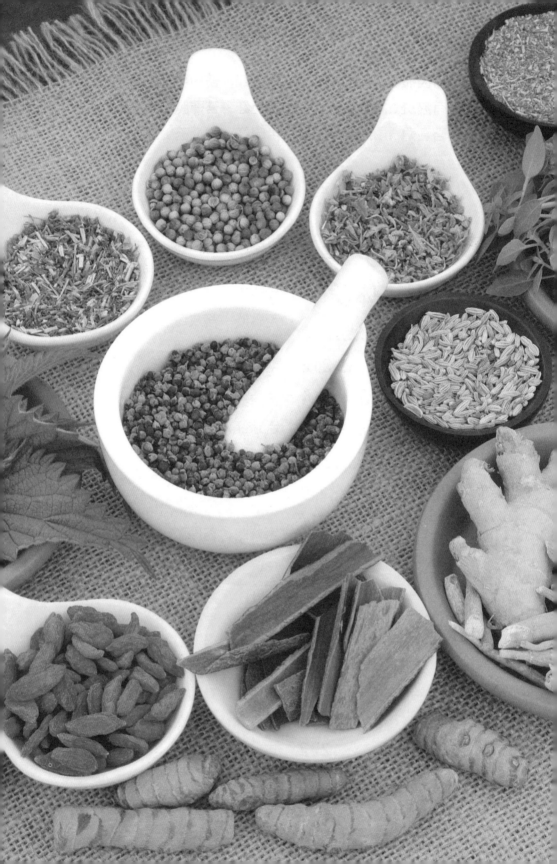

第一章
舌诊的基础知识

　　舌诊是中医诊断学的一部分，为望诊的重点内容之一。要想学会舌诊，首先得了解我们的舌及基本的舌诊知识，如舌和人体有什么样的关系，怎样保养我们的舌，什么是舌诊，舌诊要看什么，观察舌象时有哪些注意事项，等等。

什么是舌诊

中医历史悠久，在几千年的发展过程中，总结出了很多诊断疾病的方法，其中，"四诊"（望、闻、问、切）之一的望诊，便是中医诊断学里最为重要的一种。其理论依据是：人的五脏六腑与身体外部有着密切的关系，脏腑的变化会通过人体外部的神、色、形、态等反映出来。所谓望诊，就是医者通过视觉有目的地观察受诊者的全身和局部等，以此了解其身体健康或疾病状况的方法。望诊的内容非常多，主要包括望神色、望形体、望皮肤颜色、望头面、望五官、望脉络、望舌、望排出物等。

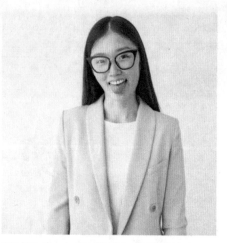

通过舌诊，可以窥测人体脏腑的变化

在望诊的内容中，望舌是重点之一，也是最为直观的一项指标。望舌就是通过观察舌的颜色、形态等的变化来辅助诊断疾病，也就是舌诊。我们的舌就像一面可以反映健康的镜子，通过舌诊，可以直接了解身体的健康状况，判断疾病的属性、类型和轻重缓急，并为此指导用药。此外，由于舌诊具有直观形象的特点，一般人也能够轻松地学会和掌握，这可以帮助我们分析自己的体质类型，了解自己的身体，从而通过自测舌象来判断自身健康与否，并进行有针对性的调理。

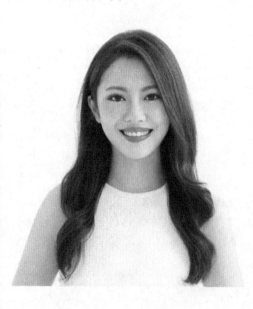

通过舌诊，可以判断身体的健康状况

舌诊的历史渊源

舌诊有着非常悠久的历史，其从雏形发展到拥有完整的理论体系，从而成为中医诊断中不可或缺的一部分，经历了数千年的时间，是无数医者在结合前人经验和临床实践中不断总结得来的。舌诊的历史最早可追溯至殷商时代，殷墟出土的甲骨文上有"贞疾舌，棗于妣庚"的记载，说明此时已经有了将舌与疾病联系起来的观察。

到了春秋战国时期，当时著名的医家扁鹊对舌诊就很看重。在《脉经》卷五《扁鹊阴阳脉法》中有如下记载："大而沉即咳，咳即上气，上气甚则肩息，肩息甚则口舌血出……"虽然关于扁鹊舌诊的内容不多，但其将舌诊和脉诊并重，就说明了舌诊在疾病诊断中的作用之大。

我国最早的医学典籍《黄帝内经》中对舌诊的论述已经逐渐增多，大约有60条关于舌的内容记载，例如"唇舌者，肌肉之本也""心病者，舌卷短""肺热病者，先淅然厥，起毫毛，恶风寒，舌上黄""腠理闭塞，则汗不出，舌焦唇槁，腊干嗌燥"。

东汉著名医学家张仲景被后人尊称为"医圣"，他对舌诊的应用已经非常广泛，并首创"舌苔"一词。在其所著的《伤寒杂病论》六经辨证中就有四经涉及舌诊，40多

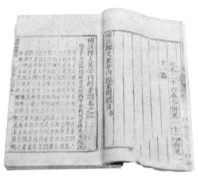

《黄帝内经》

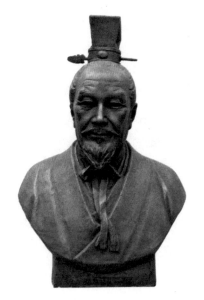

张仲景塑像

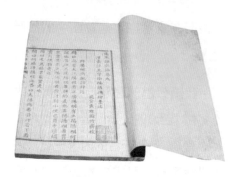

《伤寒杂病论》

种内伤杂病中就有7种运用了舌诊辨证。例如《伤寒论·辨阳明病脉证并治》曰："阳明病，脉浮而紧，咽燥口苦……舌上苔者，栀子豉汤主之。""舌上白苔，烦躁，脉反数，不大便，六七日后必便血，小便不利也。"《伤寒杂病论》中另有"藏结无阳证，不往来寒热，其人反静，舌上苔滑者，不可攻也""渴欲饮水，口干舌燥者，白虎加人参汤主之"等内容。

发展到隋唐，舌诊在理论和实际应用中都比前朝更为进步。隋朝巢元方撰写的《诸病源候论》中有如下舌诊内容："心脾俱热，气发于口，故舌肿也。""蜃病之候……齿无色，舌上尽白。""肺热病者……舌上黄……舌焦黑者死。"唐代的代表医家则是有"药王"之称的孙思邈，其论著《千金要方》第十四

卷《舌论》中说："若脏热则舌生疮，引唇揭赤。若腑寒则舌本缩，口噤唇青，寒宜补之，热宜泄之，不寒不热，依脏腑调之。"

元代出现了中医舌诊的第一部专著——《敖氏伤寒金镜录》，其由杜清碧撰于1341年，共36幅舌图。此书所绘舌图为临床常见舌象，每幅图都附有说明文字，根据舌象分辨寒热虚实、内伤外感，并给出了每种舌象所代表的病症及相应治疗。但此书在当时并没有广为流行，直至被明代薛己发现，并将其收录进自己所著的《薛氏医案》中，才

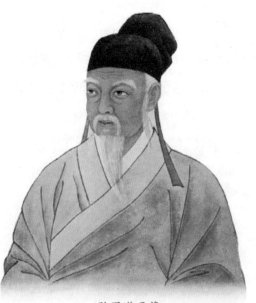

孙思邈画像

得以真正流行起来，并为后来舌诊的进一步发展奠定了基础。

　　清朝是舌诊发展的繁荣时期，许多医家都对其非常重视，并广泛应用，关于舌诊的论著也越来越多。如张璐所著《伤寒绪论》曰："……必当以舌苔主六腑，以舌质主五脏……舌苔之名，始于长沙，以其邪气结里，如有所怀，故谓之苔。"徐大椿所著《舌鉴总论》曰："舌乃心苗，心属火，其色赤，心居肺内，肺属金，其色白，故当舌地淡红，舌苔微白，红必红润内充，白必苔微不厚，或略厚有花。"

　　到了近现代，医者借助发达的科技手段，通过分析舌的结构等，在舌诊的原理方面进行了一系列研究，使舌诊在诊断疾病、观察疗效和判断预后等方面变得更加科学和准确。此时，也出现了很多具有学术和实用价值的舌诊专著，如《中医舌诊》《舌诊研究》等。

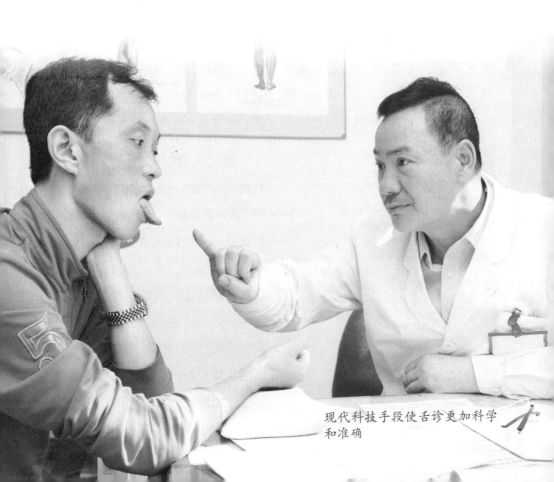

现代科技手段使舌诊更加科学和准确

舌与人体的关系

舌诊的理论依据是舌与人体有着密切的关系，这主要表现在以下三个方面。

舌与经络的关系

经络包括经脉和络脉两部分。经脉是经络系统中纵行的主干，以十二经脉为主。络脉是经脉的分支，遍布全身，以十五络脉为主。经络是人体运行气血的通路，纵横交错，将人体内外、脏腑、肢节联系成一个统一的整体。

舌与人体的内在联系就是通过经络的循行来实现的。《黄帝内经·灵枢》中详细记载了舌与经络的关系，比如，手少阴心经之别系

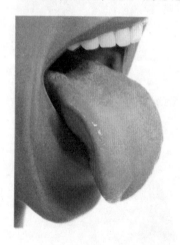

舌与心经、肾经、脾经等的关系尤为密切

舌本，足少阴肾经循喉咙、挟舌本，足厥阴肝经络舌本，足太阴脾经连舌本、散舌下，足太阳膀胱经之经筋结于舌本，手少阳三焦经之经筋分支系舌本。

舌与五脏六腑的关系

五脏六腑是人体内脏器官的统称，其中的"五脏"是指心、肝、脾、肺、肾，"六腑"是指胃、大肠、小肠、三焦、膀胱、胆。经络内属于脏腑，通过人体的经络系统，舌与五脏六腑建立了直接或间接的联系。

在五脏六腑中，心与舌的关系是最为密切的。因"心开窍于舌"，故"舌为心之苗"，心脏若发生病变，便可从舌上反映出来。因此，通过观察舌的变化，即可判断心脏的生理和病理状态。例如，若心脏功能正常，则舌体红润、灵活、柔软，味觉灵敏，语言流利；若心火上炎，则舌尖红，舌糜烂；若心血瘀阻，则舌质紫暗，或舌有瘀斑；若心血

不足，则舌质淡白；若心神失常，则舌强、舌卷，患者出现言语不清或失语等症状。

中医一般将舌分为四部分，即舌尖、舌中、舌根和舌边。舌的四个部位分别对应着不同的脏腑，因此脏腑的病变就会体现在舌的相应部位，具体如下。

舌尖属心，可反映人体心肺病变；舌中属脾，可反映人体脾胃病变；舌根属肾，可反映人体肾和膀胱病变；舌边属胆，可反映人体肝胆病变。

舌与气血津液的关系

气血津液是人体生命活动的物质基础。舌作为血脉丰富的肌性器官，需要气血津液的濡养和滋润，具体表现为舌质和舌色受气血的盈亏和运行影响，舌苔和舌体的润燥与津液的多少有关。气血津液同时是脏腑正常生理活动的产物，受到脏腑的支配，所以，脏腑的功能状况就可通过气血津液的生成、贮藏、运行、代谢等方面，在舌象上得到体现。

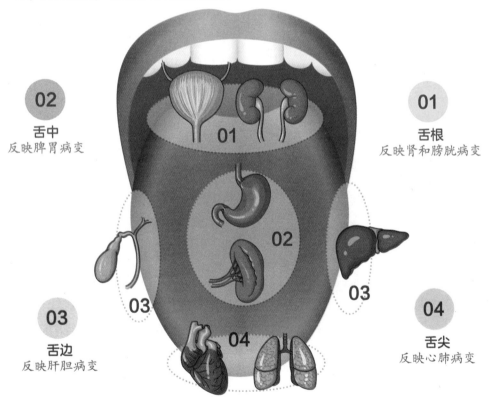

02 舌中　反映脾胃病变

01 舌根　反映肾和膀胱病变

03 舌边　反映肝胆病变

04 舌尖　反映心肺病变

认识舌

舌位于口腔底部，在口腔中可随意运动，它以骨骼肌为基础，表面覆有黏膜。舌的功能主要是感受味觉、搅拌食物、协助吞咽、辅助发音等。我们可以从以下几个方面来了解舌的构造。

舌的形态

舌分为上下两面，上面叫作舌背。舌背上有一个倒"V"字形沟，称作界沟，其尖端处有一个小凹陷，叫作舌盲孔。界沟将舌分为舌体和舌根两部分。舌体占舌的前三分之二，其前端叫作舌尖；中间有一条直行的纹理，叫作舌正中沟。舌根占舌的后三分之一，对向口咽部，以舌肌固定于舌骨和下颌骨等处。舌根的黏膜表面长有很多隆起，称作舌扁桃体。舌的下面叫作舌底，短于舌背，黏膜光滑，正中间的黏膜皱襞叫作舌系带。

舌的肌肉

舌的肌肉即骨骼肌，分为舌内肌和舌外肌两类。舌内肌是起、止均在舌内的肌肉，分为三种：舌纵肌，收缩可使舌变短卷曲；舌横肌，收缩可使舌变窄变厚；舌垂直肌，收缩可使舌变宽变薄。舌外肌是起于舌外、止于舌内的肌肉，也包括三种。颏舌肌，起于下颌体后面的颏棘，止于舌中线两侧，若两侧颏舌肌同时收缩，则会引舌向前下方，即伸舌；若一侧收缩，则舌伸出时舌尖偏向对侧。舌骨舌肌，起于舌骨，止于舌侧部，收缩时引舌向后下外侧。茎突舌肌，起于颞骨茎突，止于舌骨体和舌骨大角连接处，收缩时引舌向后上方。只有舌内肌和舌外肌协调活动，舌才能向各个方向灵活运动。

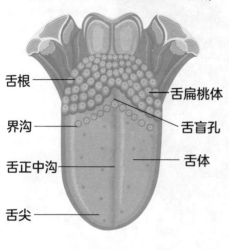

舌根 —— 舌扁桃体
界沟 —— 舌盲孔
舌正中沟 —— 舌体
舌尖

舌的形态结构

舌的黏膜

　　舌黏膜是人体新陈代谢最活跃的组织，大约每三天就更新一次。正常舌背黏膜为淡红色，上面长有很多密集的小突起，叫作舌乳头。根据形态可将舌乳头分为四种：一是丝状乳头，数量最多，遍布整个舌体，呈细而长的白色丝绒状，其不断角化和脱落的浅层上皮细胞，和食物残渣一起，附着在舌黏膜的表面形成舌苔；二是菌状乳头，数量少，主要散布在丝状乳头之间，呈顶端钝圆的红色点状，多见于舌尖和舌两侧；三是叶状乳头，主要分布在舌两侧的后部，每侧有 4~8 条并列的叶片状黏膜皱襞，小儿比成年人明显；四是轮廓乳头，体积最大，有 7~11 个，呈"人"字形分布在界沟前方，中央有隆起。菌状乳头、叶状乳头和轮廓乳头中均含有味蕾，可以感受酸、甜、苦、咸等味觉。丝状乳头中没有味蕾，因此没有味觉，仅有触觉。

舌的神经

　　舌的神经主要有以下三种：①舌的感觉神经，分为两部分，主要负责舌前部三分之二的一般感觉的是三叉神经的第三支下颌神经的分支，主要负责舌后部三分之一的味觉和一般感觉的是舌咽神经和迷走神经；②舌的运动神经，为舌下神经，主要支配舌的运动；③舌的味觉神经，是面神经的鼓索分支，负责舌前部三分之二的味觉。

舌的血管

　　舌的血管主要是舌动脉和舌静脉。舌动脉起于舌骨大角尖附近的颈外动脉，向上、向前发出，伸至口底、舌尖等处。舌静脉分为舌背静脉、舌深静脉和舌下静脉，其与舌动脉伴行，最后汇入颈内静脉。

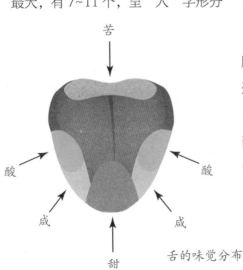

舌的味觉分布

舌的保养须知

舌尽管很小，但与我们的身体健康联系密切，它的变化可以让我们了解自己的健康状况。因此，日常生活中我们应该保护好舌，让其充分发挥健康指示灯的作用。

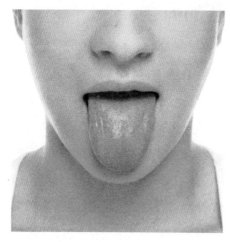

运舌操

舌应多运动

舌的运动是由舌神经控制的，而舌神经属于脑神经的一部分，所以经常运动舌可在一定程度上刺激大脑。为了让舌保持灵活，除了吃饭时要细嚼慢咽，让舌在搅拌食物时更好地运动外，还可做一些运舌操。例如，用舌尖轻抵上腭，然后在上腭处转圈数十次；用舌尖在内侧牙龈处舔摩转圈，左右上下各数十次；闭口，用舌根带动舌在口腔内做数十次前后蠕动；口张大，舌尖尽力前伸，使舌根产生拉伸感，然后将舌缩回口中，如此反复数十次；等等。

舌不宜长期刺激

我们之所以可以感受到酸、甜、苦、咸等味觉，是因为舌头表面的舌乳头中含有味蕾。但若长期频繁刺激味蕾，就会使其受损或感受不再灵敏，产生麻木感。那么哪些食物的长期刺激对味蕾来说是不利的呢？这些食物主要包括辛辣食物、粗糙食物、过冷或过热食物、过咸或过甜食物等。

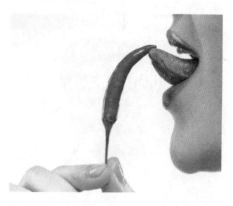

频繁吃辣对舌有伤害

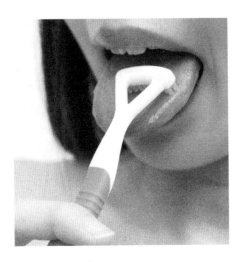

舌苔不可常刷

舌苔不宜清洁过度

一般情况下，在咀嚼、吞咽及唾液、饮食的冲洗下，舌苔上的食物残渣和细菌就会被清除掉。但当我们生病进食少时，因舌的运动减少、唾液分泌下降等，舌苔就会变厚，此时对舌苔进行适当清洁可防止口臭或其他口腔疾病。但因为舌表面皮肤娇嫩，且含有味蕾，所以不可用力刮刷，否则可导致舌表面溃破或损伤味觉。正确的做法是，选择专用的舌苔刷，每天刷舌苔一次即可，另外，刷舌苔时不需要牙膏，刷完用温水漱口即可；若舌上有溃疡或破损，则不可刷舌苔，以免造成更大伤害。

舌有不适要注意

较为常见的舌部不适主要是舌头溃疡，这是口腔溃疡的一种。该病发作时可产生剧痛，令人心情烦躁、寝食不安。舌头溃疡可由牙齿或骨头划伤引起，也可由饮食不当，如嗜辣、暴饮暴食等引起，还可由睡眠不足，导致内分泌失调而引起。另外，营养缺乏导致的身体免疫力下降也可引起舌头溃疡。不要小看舌头溃疡，若护理不周，严重者可导致癌变。若舌头溃疡长期顽固性复发，最好到医院进行病理检查。平时可在早上和睡前，用淡盐水漱口，还要养成良好的饮食和生活习惯，保证均衡的营养和充足的睡眠。此外，选用喷剂对患处进行喷涂，也有很好的治疗效果。

淡盐水可有效治疗舌头溃疡

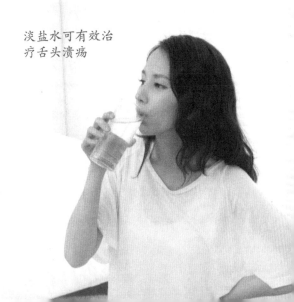

舌诊看什么

医生通过对舌象的观察就可以了解患者的身体状况，并认识到疾病的本质和发展。那么，舌诊的内容都包括哪些呢？

舌的颜色

这里的颜色既包括整个舌体的颜色，也包括舌苔的颜色。正常舌体的颜色为淡红至浅粉红色，若气血不足，舌体颜色变淡；若内火旺盛，则舌体颜色变深；若体内有瘀血，则舌体可为紫色。正常舌苔的颜色为白色，薄薄地附着在舌体表面，若人体湿气重，则舌苔会变得黏腻厚重；若人体火气重，则舌苔可为黑色、褐色、黄色等。

舌的形状

健康人的舌大小适中，厚薄适度，若身体发生病变，则舌的形状也会发生相应变化。患者若体内有虚寒，则舌会变得大而胖；若体内有热，缺乏营养，则舌会变得瘦而红；若气血两虚，则舌会变得瘦而薄；若脾胃虚弱，则舌面可出现裂纹。另外，人患病时，舌的两边还可能出现齿痕，舌面上还会有瘀点或瘀斑。

舌的灵活度

正常情况下，舌是柔软灵活的，此时说话也很流利、顺畅。一旦生病，舌就会变得迟钝，此时患者还可能口齿不清。正气亏虚患者或阴津缺乏、肝风内动患者，其舌就会颤抖。舌发生歪斜，可能是中风前兆。若舌歪向左边，则患者为血瘀；若舌歪向右边，则患者为气滞。如果仅是伸舌就很困难，那说明病变已较为严重。

舌下

舌下有两条静脉血管，正常情况下，这两条静脉隐约可见，颜色为淡紫色。如果舌下静脉颜色变得青紫，则说明体内寒气较重；如果舌下静脉颜色变红而有瘀斑，则表明体内有热气；如果舌下静脉变得又粗又弯，则说明体内血管出现瘀堵。舌下静脉颜色变得越深，代表体内瘀血越严重，此时要注意防范心脑血管疾病。

观察舌象的注意事项

观察舌象需要在一定的条件下进行，否则可能会出现假象。以下几个方面是我们在观察舌象时需要考虑和注意的。

光线

不同的光线条件可使同一物体呈现出不同的颜色。因此，为了得到客观的舌象，就要注意观察时的光线。

首先，不能在有色灯光下观察舌象，否则会使舌象发生偏差。例如，若在冷光灯下观察舌象，则舌的颜色就会偏青白。其次，不能在室外强光下观察舌象，否则原本的黄苔可能会变浅，而原本暗红的舌质则会呈现为浅红。再次，不能在夕阳下或者晚上观察舌象，这两种条件下，光线都较弱，原本的白苔可能会呈现为灰白苔，原本的红色可能会呈现为紫色。此外，在室内观察舌象时，还要注意玻璃颜色的影响。例如，如果玻璃颜色为绿色，阳光在通过玻璃进入室内时就会偏色，此时观察到的舌象可能会偏向淡绿色。

综上所述，观察舌象的最佳光线应该为白天充足、柔和的自然光线。

姿势

观察舌象时，一般要求观察者的位置略高于被观察者。被观察者可采取端坐姿势，若病情较重，可根据实际情况采取半坐、仰卧、侧卧等姿势。无论哪种姿势，都需摆正头部，面向自然光线，使口舌部较为明亮。

被观察者需要放松情绪，尽量把口张大，将舌自然伸出，舌体要充分暴露、放松，舌尖略向下，使舌面平展贴于下唇。观察舌下时，要求被观察者将舌体向上腭方向翘起，舌尖轻抵上腭，使舌体自然松弛，充分露出舌下脉络。

坐姿端正，舌自然伸出

时间

观察舌象的时间也需要一定的条件，只有在合适的时间才能观察到准确的舌象，在某些特定时间是不能观察到舌象的，否则会影响观察的客观性。

早晨刚起来时不能观察舌象，因为此时的舌象不准确。早晨起床后，血液循环还没有恢复正常速度，此时舌部的血液还不充盈，因此颜色会偏白。另外，睡觉时因血液循环变慢，体内湿气就会反映出来，到了早上，舌苔就会变厚。另外，有些人晚上会张口睡觉，使得舌与空气的接触增加，舌就会变得较为干燥。同时，舌苔上的细菌等微生物的活跃性也会发生改变，导致舌苔情况发生相应变化。

饭后半小时内也不能观察舌象，因为此时的舌刚刚"工作"完，在我们吃饭咀嚼食物时舌要不停地参与搅拌，血液循环加快，这使得舌部的血液充盈，颜色会变得很红。另外，舌苔也会因所吃食物而发生变化，例如，若所吃食物中含有较多纤维素，就会比较粗糙，舌在搅拌这些食物时就会使舌苔受到一定程度的磨损；若所吃食物含有较多的淀粉，则舌苔就会变得厚腻；等等。

除了以上时间不适合观察舌象外，还要考虑四季、寒暑等自然环境的影响。例如，夏季气温高，人体血液循环加快，血管扩张，舌的颜色就会更红，冬季则相反。另外，夏季暑湿旺盛，舌苔会变得厚腻，颜色也会偏向黄色。相对地，秋季较为干燥，舌苔就会较薄，也较干。

人体某些特殊生理阶段也会影响舌象变化，如女性生理期时，即使体内热气并不旺盛，舌尖也会变红。

晨起不可观察舌象

食物或药物

食物或药物也会影响舌象的变化，因此观察舌象时要综合考虑以下几个方面，避免得出假的舌象，从而影响诊断的准确性。

某些食物或药物会使舌苔染色，称为染苔。例如，饮用豆浆、豆奶、牛奶、椰汁等白色液体后，可使舌苔染上白色，变得白腻；饮用中药后，则可使舌苔染上褐色；食用红心火龙果、草莓、桑葚等水果后，可使舌苔染上红色或紫色；食用黄瓜、猕猴桃等绿色食物后，可使舌苔染上绿色；食用乌梅、黑芝麻糊或饮用咖啡后，可使舌苔染上黑色；食用瓜子、花生等含有较多脂肪的食物后，可在舌苔上形成一层黄白色的渣滓，形似腐腻苔；服用维生素 B_2 片或黄连素片后，可使舌苔染上黄色。

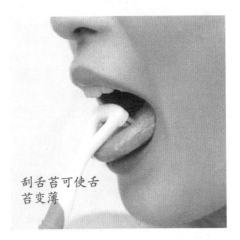

刮舌苔可使舌苔变薄

食物或药物对舌象的影响除了表现在染苔上，还包括以下几种情况：食用辛辣或过热食物后，原本淡红色的舌可变成鲜红色，原本红色的舌可变成绛色；过量食用肥甘食物后，可使舌苔变得厚腻；长期服用某些抗生素，可使舌苔变得黑腻，形似黑腻苔或霉腐苔。

生活习惯

不同的人具有不同的生活习惯，其中有些生活习惯可对舌象的变化产生较大的影响。例如，有经常喝茶习惯的人，其舌就会较为湿润；有长期吸烟习惯的人，舌苔会偏向灰黑色；有刮舌苔习惯的人，其舌苔就会很薄；不爱刷牙的人，其舌苔较为黄腻；等等。

观察舌象，应排除染苔情况

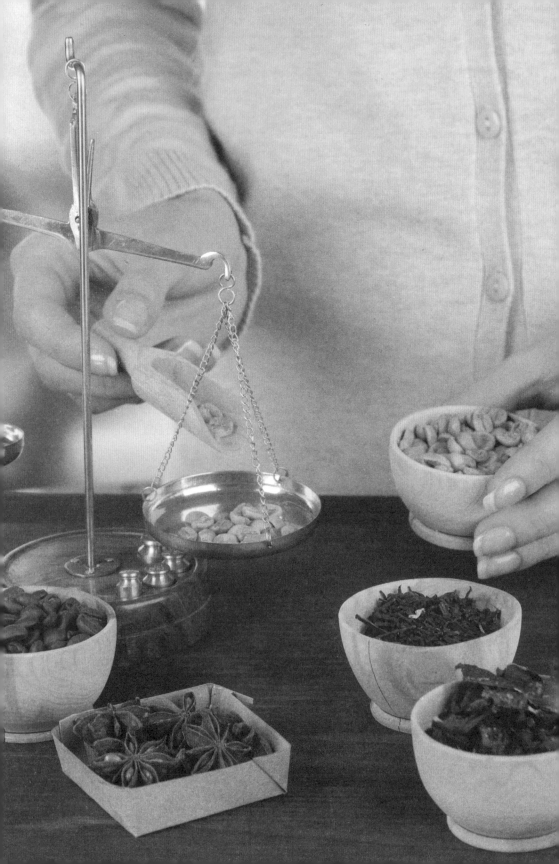

第二章
快速学会舌诊

在了解了舌的基本构成及舌诊的基础知识，并知道了舌诊应该看什么及观察舌象的条件是什么后，接下来我们要学习具体的舌诊方法了。本章从舌质、舌苔、舌纹、舌脉、舌觉几个方面，来详细介绍舌诊的方法，让你快速学会舌诊，从而可以自测舌象。

舌质

　　舌质就是舌体，是由血管、神经等构成的肌肉脉络组织。舌质不同部位的不同变化能够反映出人体脏腑的虚实及气血的盛衰情况。舌诊的重要内容之一就是看舌质，具体来说，包括看舌色、看舌形、看舌态、看舌神四个方面。

舌色

　　舌色就是舌质的颜色，正常情况下，舌质为淡红色，这是气血上荣的表现，表明人体心气健旺、阳气充足、血行通畅。除了正常人的舌质表现为淡红色外，疾病初起，病情较轻，还未伤及脏腑、气血时，也可见淡红舌质。一旦身体发生疾病，体内的气血运行便会出现问题，舌质的颜色跟着也发生改变，从而呈现出不同的颜色，如淡白、红、绛、紫、青等色。

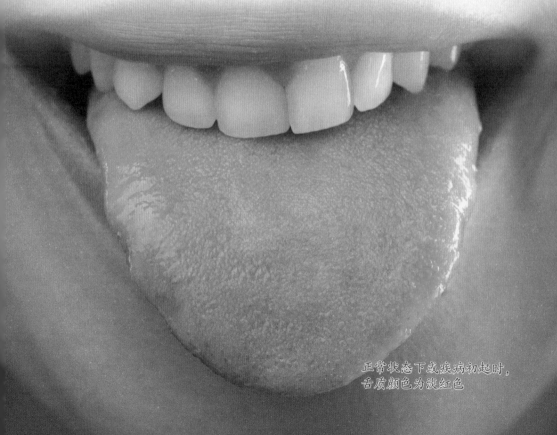

正常状态下或疾病初起时，舌质颜色为淡红色

淡白舌

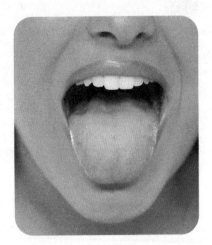

舌象特征：淡白舌是指舌质颜色比正常舌色浅淡，白色较多、红色较少。舌色白而几无血色者，称为枯白舌。

临床意义：淡白舌主气血两虚、阳虚。

1. 气血亏虚：患者体内血行不畅，致使血脉运行不能上荣于舌，舌质淡白且舌形瘦小。

2. 阳虚寒证：患者体内阳气虚衰，舌质淡白且舌形胖嫩。

红舌

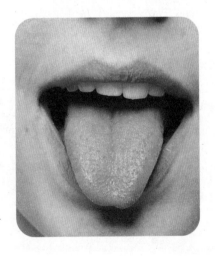

舌象特征：红舌是指舌质颜色比正常舌色红，或呈现为鲜红色。

临床意义：红舌主热证。

1. 实热：其原因是患者体内热盛，气血沸涌，使舌脉的血液充盈而为红色。

2. 虚热：其原因是患者体内阴虚，虚火上炎而致舌色赤红。

3. 肝胆有热：患者肝胆火旺，口干口苦，舌两边尤其显红。

4. 心火上炎：患者体内阴虚火旺，表邪入里，舌尖红且有芒刺。

5. 胃肠热盛：患者胃肠结热，湿热未净，舌中红且舌胖。

绛舌

舌象特征: 绛舌是指舌质颜色比红色更深,或略微带有暗红色。

临床意义: 绛舌主热盛证。

1. 热入营血:患者热邪内盛,舌色红绛,舌体干燥。

2. 阴虚火旺:患者气阴两伤,热邪蒸腾,舌色红绛,舌面光滑且无苔。

3. 热入血分:患者胃、肾阴亏,舌色红绛,舌面娇嫩、光莹、无苔。

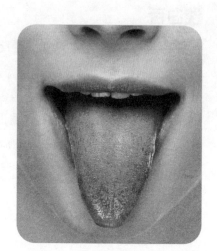

紫舌

舌象特征: 紫舌是指局部有青紫色斑点或全舌均呈紫色。

临床意义: 紫舌主寒证、热证、瘀血证。

1. 寒凝血瘀:患者阴盛阳虚,血脉瘀滞,舌淡紫且舌面湿润。

2. 热盛伤津:患者热伤营阴,气血不畅,舌绛紫且舌面干枯。

3. 气滞血瘀:患者气虚、气滞,血流缓慢,舌淡红中现青紫。

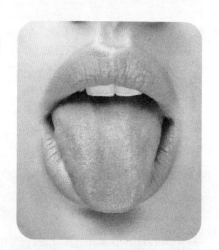

青舌

舌象特征: 青舌是指舌质颜色如暴露青筋,淡紫带青。

临床意义: 青舌主寒凝、血瘀。

1. 寒凝阳郁:患者体内阴寒邪盛,阳气郁而不宣,舌色淡青且舌干、苔白腻。

2. 内有瘀血:患者体内阳虚寒凝,津不上升,舌色青且舌薄、苔糙白。

3. 湿阻血瘀:患者体内阴血不足,舌色淡青,舌边有红点,苔薄白腻。

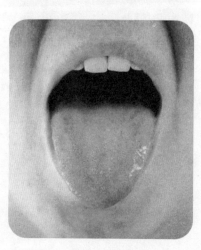

舌形

舌形是指舌的形态，正常舌形大小适中，鲜明润泽，如机体发生病变，则舌形可出现异常，包括苍老、娇嫩、胖大、瘦薄、齿痕、点刺、裂纹等。

苍老舌

舌象特征：苍老舌是指舌质纹理皱缩、粗糙，舌体坚硬、干敛。

临床意义：苍老舌主实证、热证。

1.痰湿郁滞：患者体内阴寒较盛，食滞瘀阻，舌质老且舌苔白厚。

2.热毒内盛：患者可有发热、口干、疼痛等症，舌质老且舌苔黄厚。

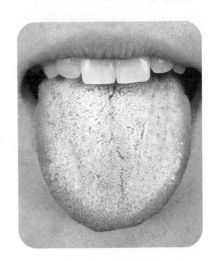

娇嫩舌

舌象特征：娇嫩舌是指舌质纹理细腻，舌体浮胖，舌色浅淡。

临床意义：娇嫩舌主虚证。

1.阳虚：患者体内阳虚寒凝，易患感冒，舌质娇嫩且舌色淡白，舌两边可能带有齿痕。

2.气虚：患者体内元气不足，易出现抑郁、失眠等症，舌质淡嫩且有薄白腻苔。

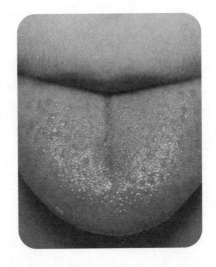

胖大舌

舌象特征: 胖大舌是指舌体大且厚于正常舌,伸舌满口。

临床意义: 胖大舌主热证、中毒。

1. 痰湿上泛:患者脾胃湿热,痰热内蕴,或酒毒上泛,舌胖大且色红。

2. 热毒上壅:患者心脾热盛,舌肿胀且舌色紫暗。

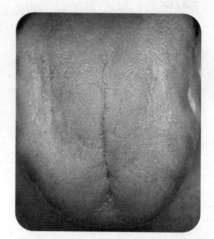

瘦薄舌

舌象特征: 瘦薄舌是指舌体比正常舌瘦小且薄。

临床意义: 瘦薄舌主气血两虚、阴虚火旺。

1. 气血亏虚:患者体内气血亏损,久病不愈,气血两伤,舌瘦薄而色淡。

2. 阴津缺乏:患者体内阴液不足,不能充盈舌体,舌瘦薄、干燥且舌色红绛。

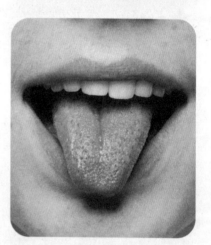

齿痕舌

舌象特征: 齿痕舌是指舌体胖大且边缘有牙齿压迫的痕迹。

临床意义: 齿痕舌主脾虚证、湿盛证。

1. 脾气虚弱:患者脾虚或气虚,舌质淡红且边有齿痕。

2. 水湿内停:患者体内寒湿壅盛,或阳虚,舌质淡白且边有齿痕。

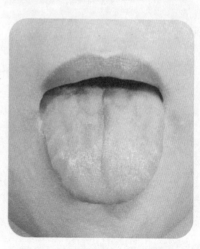

点刺舌

舌象特征：点刺舌是指舌面鼓起红、白、黑等色的星点，或舌面长有增大且带有尖峰的颗粒及软刺。

临床意义：点刺舌主脏腑热极或血分热盛。

1. 心火亢盛：患者可有心中烦热、焦躁、失眠等症，舌尖有点刺。

2. 肝胆火盛：患者可有目赤、头痛、口苦、易怒等症，舌边有点刺。

3. 胃肠热盛：患者可有腹痛、便秘、胃部灼热疼痛等症，舌中有点刺。

4. 湿阻血瘀：患者体内阴血不足，舌色淡青，舌边有红点，苔薄白腻。

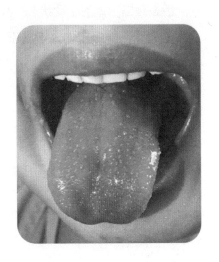

裂纹舌

舌象特征：裂纹舌是指舌面具有数量不等、深浅不一、形态各异的裂纹、裂沟。

临床意义：裂纹舌主阴血亏虚，脾虚湿侵。

1. 热盛伤津：患者体内邪热炽盛，阴液亏虚，舌色红绛且舌面有裂纹。

2. 血虚不润：患者体内精血亏虚，致使舌体失养护，舌色淡白且舌面有裂纹。

3. 脾虚湿侵：患者脾虚，致使运化水湿的功能受阻，使得湿气留滞体内，舌胖嫩、淡白，舌面有裂纹，舌边有齿痕。

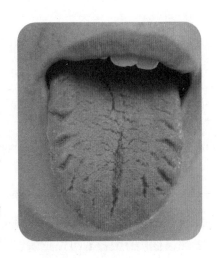

舌态

舌态是指舌体的活动状态。若人体脏腑功能正常、脉络通畅，气血充足，则舌体灵活，伸缩自如，这属于正常舌态。一旦人体患病，则会出现以下几种病理性舌态：强硬、痿软、颤动、短缩、歪斜、吐弄等。

强硬舌

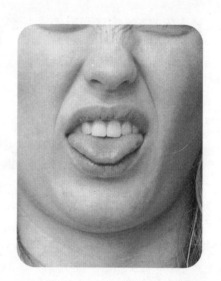

舌象特征：强硬舌是指舌体板硬强直、伸缩不利，或不能转动，甚至语言謇涩。

临床意义：强硬舌主邪热炽盛、痰浊内阻、中风。

1.高热伤津：患者因热扰心神，致筋脉失养，舌失柔和，舌强硬、少津且舌色红绛。

2.风痰阻络：患者因肝风夹痰，致舌体脉络受阻，舌强硬不灵且苔厚腻。

3.中风征兆：患者肢体麻木、眩晕，舌强，语言謇涩。

痿软舌

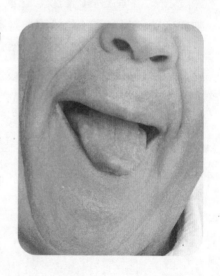

舌象特征：痿软舌是指舌体软弱，无力伸缩，痿废不用。

临床意义：痿软舌主气血不足、热灼津伤、阴液亏损。

1.气血两虚：患者多有慢性久病，致气血虚衰，舌体失养，舌体痿软且舌色淡白。

2.热盛伤阴：患者多有外感病，致热极伤阴，或由内伤杂病、阴虚火旺所致，舌瘦软、红绛且少苔或无苔。

3.阴亏已极：患者因肝肾阴亏，致舌肌筋脉失养，舌痿软、干燥且色红。

颤动舌

舌象特征：颤动舌是指舌体震颤抖动，不能自主。

临床意义：颤动舌主虚衰、动风、酒毒。

1. 气血虚损：患者气血亏虚使筋脉失于濡养而无力平稳，舌微颤且舌色淡红或淡白。

2. 肝风内动：患者热极阴亏而生风，舌颤动且舌色紫红。

3. 酒精中毒：患者酒毒内蕴，伸舌颤动且舌色紫暗。

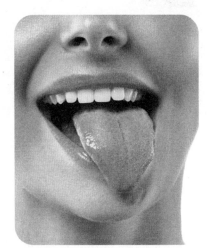

短缩舌

舌象特征：短缩舌是指舌体卷短、紧缩，无法伸长，甚者伸舌难于抵齿。

临床意义：短缩舌主寒凝、痰阻血虚、津伤。

1. 气血俱虚：患者舌失充养，筋脉瘦弱，致舌短缩。

2. 寒邪凝滞：患者因寒凝筋脉，致舌脉挛缩，舌短缩、湿润，且舌色淡白或青紫。

3. 痰浊内阻：患者痰湿内阻，因肝风内动，风邪挟痰，梗阻舌根，致舌短缩且苔黏腻。

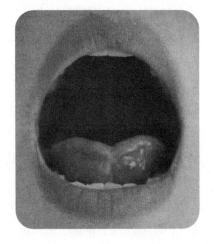

歪斜舌

舌象特征：歪斜舌是指舌体伸出时，舌尖歪向一侧。

临床意义：歪斜舌主中风或中风先兆。

1. 风邪中络：患者因外感风邪进入脉络，致中风偏瘫，舌歪斜。

2. 风痰阻络：患者一侧经络因风痰受阻致病，使侧舌肌弛缓，舌歪斜。

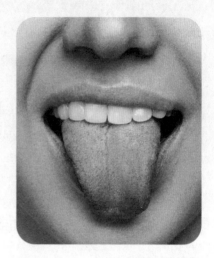

吐弄舌

舌象特征：吐舌是指舌常伸出口外，而不能立即收回；弄舌是指舌微出口外，立即收回，或舌常舐上下唇及口角，二者合成吐弄舌。

临床意义：吐弄舌主气虚、热盛，常见于小儿智力发育不全。

1. 正气虚衰：患者因疫毒攻心或正气已绝，致频频吐舌。

2. 热盛动风：患者心脾有热，灼伤津液，致舌脉紧缩，频繁动摇，即弄舌。

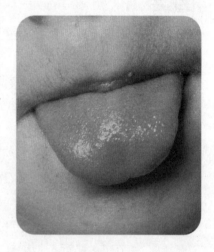

舌神

　　舌神是指舌的神气，主要通过舌质的荣枯和是否灵动来表现。荣是指舌质看起来润泽鲜明，表明其有生气；枯是指舌质看起来晦暗枯萎，表明其无生气。有神的舌主要表现为舌质红润鲜亮，有光彩，津液充足，且可灵活翻转运动；无神的舌主要表现为舌质干枯焦瘪，没有光彩，津液枯竭，且舌体运动困难，不灵活。

　　舌质是否有神与人体脏腑和津液、气血的联系特别密切，可反映其盛衰情况，并关系疾病的轻重缓急和预后。例如，如果舌质有神，不管舌苔怎样，都说明病情较轻，容易痊愈，并且预后良好；如果舌质无神，不管舌苔怎样，都说明病情较重，治疗较为困难，并且预后也较差。

舌神关系着生命活动的盛衰

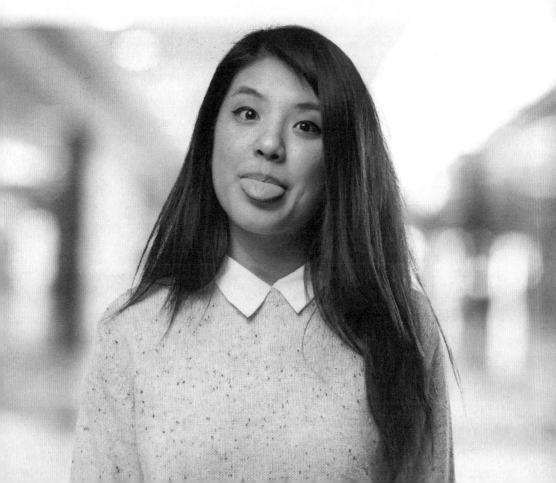

舌苔

　　舌苔是舌背上的一层苔状物，由胃气所生，其变化可以反映胃气的存亡情况、消化功能的异常与否、脏腑的寒热虚实，以及病邪的深浅进退。正常人的舌苔因受咀嚼、吞咽、唾液等因素的影响而表现为薄白均匀、干湿适中，舌面中部和舌根部稍厚，舌两边稍薄。如果身体发生病变，则舌苔的有无、厚薄、干湿、颜色等就会发生相应的病理性变化。一般来说，望舌苔主要包括望苔质和望苔色两个方面。

苔质

　　苔质是指舌苔的形态和质地，主要表现为厚薄、真假、润燥、滑糙、偏全、腐腻、剥落等方面。

厚苔

舌象特征：厚苔是指不能透过舌苔看到舌质，又称不见底苔。

临床意义：厚苔主邪盛入里，或内有痰饮食积，多为湿热等邪入里或胃肠积滞，病情较为严重。

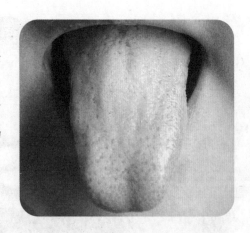

薄苔

舌象特征：薄苔是指透过舌苔可隐隐看到舌质。

临床意义：薄苔可为正常苔，若为病理苔，则多为疾病初起或病邪在表，病情较轻。

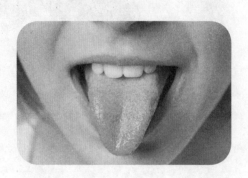

真苔

舌象特征: 真苔是指舌苔紧贴舌面, 很难刮掉, 像是从舌体上长出来的。

临床意义: 真苔主实证、热证, 病邪虽盛, 但正气未衰、胃气未伤, 疾病预后良好。

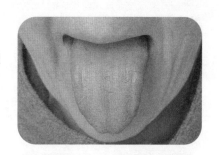

假苔

舌象特征: 假苔是指舌苔不着实, 一刮就掉, 像浮涂在舌面上的, 又叫无根苔。

临床意义: 假苔主虚证、寒证, 此时正气已衰、胃气已伤, 病情较重。

滑苔

舌象特征: 滑苔是指舌面水分过多, 扪之湿滑, 甚至伸舌欲滴。

临床意义: 滑苔主痰饮、水湿, 寒湿内侵或阳虚水饮内停。

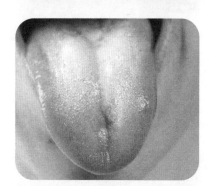

润苔

舌象特征: 润苔是指舌苔润泽, 干湿适中, 不滑不燥。

临床意义: 润苔可为正常舌苔, 若为病理舌苔, 则主风寒表证、湿证初起、瘀血等。

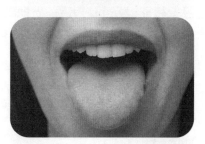

糙苔

舌象特征: 糙苔是指舌苔干结粗糙, 津液全无。

临床意义: 糙苔主热盛伤津, 且是津液亏耗的重病。

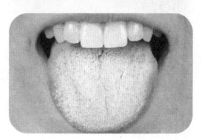

偏苔

舌象特征：偏苔是指舌苔仅分布于舌面局部，如舌根、舌中、舌尖、舌左右两边。

临床意义：偏苔所处的位置揭示了其相应的脏腑有邪气停聚。

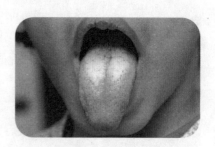

全苔

舌象特征：全苔是指舌苔遍布舌面。

临床意义：全苔如果出现于病中，则表明邪气散漫，为痰湿中阻之征。

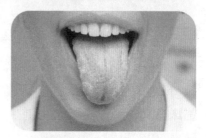

腐苔

舌象特征：腐苔是指舌苔质地疏松，颗粒粗大，像豆腐渣一样堆积在舌面，很容易刮掉。

临床意义：腐苔主食积、痰浊等证，多因阳气有余蒸腾胃中腐浊，使湿邪上泛而致。

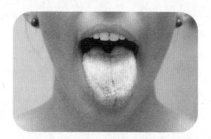

腻苔

舌象特征：腻苔是指舌苔质地致密，颗粒细小，紧贴舌面，融合成片，呈油腻状，很难刮掉。

临床意义：腻苔主湿浊、痰饮等，为体内湿浊遏制阳气，使湿浊痰饮停聚舌面而致。

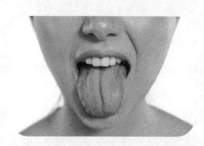

剥落苔

舌象特征：剥落苔是指舌苔全部或部分脱落。

临床意义：剥落苔主气血两虚、胃阴枯竭、胃气衰败，根据剥落部位和大小，可判断不同脏腑的虚衰程度。

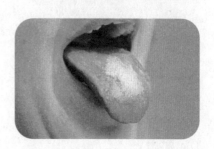

舌苔的动态转化

舌苔的变化是一个动态的过程，据此可判断正邪的消长和疾病的轻重发展情况。

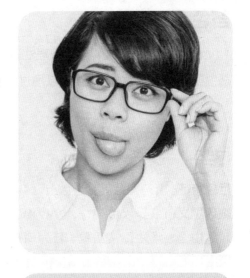

无论舌苔怎样变化，都以逐渐转变为佳

有无转化

舌苔的有无主要反映气阴的盛衰。如果舌苔从有剥落至无，则说明胃阴不足，正气渐衰，表现为旧苔剥落；如果舌苔剥落之后又重新生出薄白苔，说明邪气渐退，胃气渐复，表现为续生新苔。

润燥转化

舌苔的润燥主要反映体内津液的盈亏和输布情况。如果舌苔由润变燥，表明热重津伤或津液输布不畅，病渐进；如果舌苔由燥变润，则表明热退津复或体内病理水饮开始转化为正常津液，病渐退。

厚薄转化

舌苔的厚薄主要反映正邪的盛衰情况及邪气的深浅。如果舌苔由薄变厚，表明邪气渐盛或者病邪从表入里，病进；如果舌苔由厚变薄，则表明正气战胜邪气，病邪自体内消散至体表，病退。如果舌苔厚薄转化急骤，则表明病情暴变，例如薄苔骤然变厚，表明邪气极盛，并迅速入里；厚苔骤然消退，且并无新苔生出，则表明正气抵不过邪气，或者胃气暴绝。

苔色

苔色是指舌苔的颜色，病理性苔色主要有白、黄、灰、黑四种。因为苔色多与病邪的性质有关，所以通过观察舌苔的变化，可以了解疾病的性质。

白苔

舌象特征：白苔是指舌苔为白色。

临床意义：白苔可为正常苔，也可为病理苔。

1. 薄白苔：可为正常舌象，若为病理苔，则主表证初起、里证病轻、阳虚内寒。

2. 厚白苔：主湿浊内停、痰饮、食积或痰浊湿热内蕴或秽浊湿邪与热毒相结。

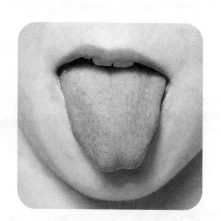

黄苔

舌象特征：黄苔是指舌苔为黄色。

临床意义：黄苔主里证、热证。

1. 薄黄苔：舌苔呈浅黄色且薄，多由薄白苔转化而来，表明体内热盛，津液受损。

2. 黄腻苔：舌苔呈深黄色且厚腻，表明湿热较盛，多见于食积或湿热、痰热内蕴。

3. 黄滑苔：舌苔呈淡黄色且滑润，多由阳虚水湿不化或气血两虚，复感湿热之邪所致。

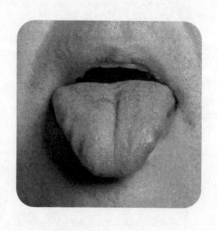

灰苔

舌象特征：灰苔是指舌苔为浅黑色。

临床意义：灰苔主里热证、寒湿证。

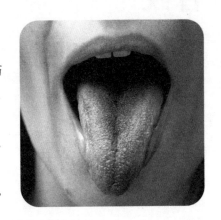

1.灰干苔：舌苔灰而舌质干，表明热炽伤津，多见于外感热病，或表明阴虚火旺，多见于内伤杂病。

2.灰滑苔：舌苔灰且滑利，兼吐利脉细，表明阳虚且有寒之阴证。

3.灰腻苔：舌苔灰而黏腻，表明痰湿阻滞，温病兼挟痰湿之证，或伴有其他险恶证。

4.灰润苔：舌苔灰且湿润，表明痰饮内停或寒湿内阻。

黑苔

舌象特征：黑苔是指舌苔为黑色，有灰黑、棕黑、焦黑、漆黑等不同色泽。

临床意义：黑苔主里证，或为热极，或为寒盛，常见于病情转为危重之时。

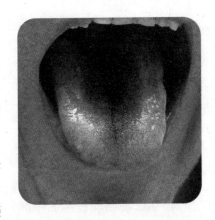

1.黑燥苔：舌苔黑色且燥裂，甚至长有芒刺，大多是热极津枯之证。

2.黑干苔：舌苔黑色且津少而干，大多是阴虚肾水不足之证。

3.黑滑苔：舌苔黑色且滑润，大多是寒盛而阳衰之证。

舌纹

舌纹是指舌上出现的裂纹，一般情况下多出现在舌面上，也可只出现在舌的局部，如舌根、舌尖、舌两边、舌底等。虽然舌纹也有天然无病的，但临床所见舌纹一般多为病态。

多点纹

多点纹包括尖点纹、边点纹、根点纹、平点纹、印点纹和雪花点纹等。当同样的舌纹伴有不同的舌质或舌苔时，所反映的疾病也不相同，这叫作同纹异病。

悬针纹

悬针纹包括长针纹、来蛇纹、去蛇纹和曲虫纹等。其中，长针纹是指舌纹从舌根一直延伸至舌尖，来蛇纹是指舌纹像蛇从舌根爬向舌尖，去蛇纹则像蛇从舌尖爬向舌根，曲虫纹是指舌纹像弯曲的虫子一样。悬针纹一般出现在舌面正中间。

丰字纹

丰字纹常出现在舌面中间，较少出现在舌尖、舌两边及舌根部。在舌纹当中，丰字纹和悬针纹是最常见的两类。丰字纹常和其他种类的舌纹同时出现，与其相关的疾病多发生在脾、胃和三焦等处。

人字纹

人字纹包括正人字纹、乱人字纹、顺人字纹、倒人字纹和平人字纹。人字纹多出现在舌面中间，较少出现在舌根和舌尖处。出现人字纹时，舌苔可为白、黄、紫、青、黑中的任何一种。

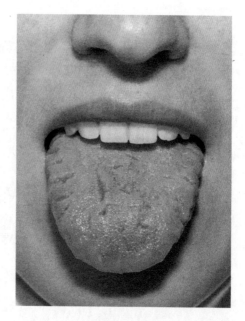

根据舌纹诊病在临床上有着非常重要的意义

王字纹

王字纹看上去跟平人字纹、丰字纹和鱼骨纹很像，包括小王字纹、长王字纹、正王字纹和双王字纹。王字纹多出现在舌面中部及舌根部，偶尔出现在舌尖和舌中之间，但极少出现在舌尖和舌两边。

通天纹

通天纹往往像一根天柱一样从舌根贯穿至舌尖，包括悬针形通天纹、丰字形通天纹、麦穗形通天纹等。一般情况下，小病、轻病不会出现通天纹，只有久而危重之病才会出现通天纹。此外，通天纹内还常常同时出现王字纹、八字纹等。

满舌纹

满舌纹是最大的舌纹，一般可占舌面的四分之三，甚至占满从舌根到舌尖的整个舌面。满舌纹包括各种不同种类的舌纹及大量相同的舌纹。例如，一个大龟纹几乎布满舌面，另有少量点状纹出现在舌两边，舌中至舌根布满八字纹，舌两边则是左右撇纹。

通过分析舌纹的形态及其出现的部位，并结合舌质、舌苔等，可有效判断病情和身体状况。例如，舌尖部出现尖点纹、小针纹、川形纹等，且舌质红，舌苔或红，或黄，或白，或黑时，多为心脏疾病；舌两边出现边点纹、齿痕纹等，且舌质青，舌苔或黄，或白，或赤，或紫，或青，或黑时，多为肝胆疾病；舌中部出现丰字纹、鱼骨纹等，且舌质红黄，舌苔黄时，多为脾脏疾病；舌中尖部出现八字纹、圆柱纹等，且舌质白，舌苔多变化时，多为肺脏疾病；舌根部出现大点纹、双直纹等，且舌质黑，舌苔厚时，多为肾脏疾病。

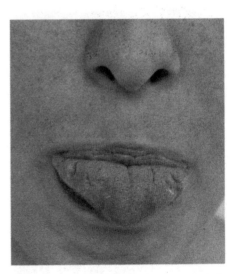

舌纹的变化与人体五脏的虚实和气血的盛衰有密切联系

舌脉

张口，并将舌上翘时，可见舌底正中间有一薄条状组织，叫作舌系带。在舌系带两侧，各有一条纵行的大络脉，就是舌脉。正常舌脉根部略隆起，上端较平坦，其管径不超过 2.7 毫米，长度则不超过舌下阜到舌尖长度的五分之三，颜色为淡紫色。

观察舌脉是舌诊的重要组成部分，首先要观察两条大络脉的长短、粗细、颜色，然后要观察大络脉周围的细小络脉的颜色、形态等。正常情况下，舌脉隐现于舌下，既不怒张或紧束，也无弯曲或增生，且通常为单支，没有分支或瘀点。

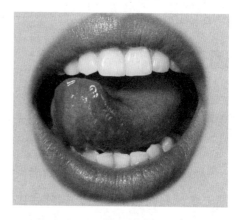

观察舌脉，可知体内气血运行情况

舌脉可以反映体内气血的运行状态。如果两条大络脉比正常的短而细，其周围的细小络脉几乎看不到，并且舌质颜色较淡，则是气血不足、脉络不充的征象；如果两条大络脉粗胀膨大，颜色呈青紫、紫、紫黑等色，或周围细小脉络呈暗红或紫色网状，或两条大络脉曲张成大小不等的珠子状结节，则是血瘀的征象；如果舌脉不明显，且颜色苍白，则为心脾两虚的征象；如果舌脉突出，颜色为很深的紫红色，且舌体僵硬、舌苔黄色，则是体内热盛的征象。

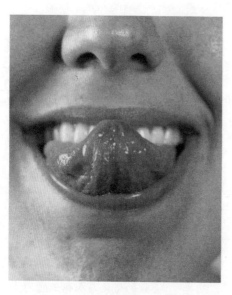

舌尖翘起就可看到舌下络脉

舌觉

舌觉是指舌体的主观感受，包括舌的味觉和舌的感觉两种。前者是指舌对酸、甜、苦、咸等的感受，由分布在舌面的味蕾和味觉神经所控制；后者是指舌对痛、痒、冷、热等的感受，由舌背黏膜处的舌神经和舌根黏膜处的舌咽神经所控制。辨别舌觉是舌诊的一项重要内容，据此可以判断病邪部位、病位深浅及病势进退等，在临床上具有很大的参考价值。

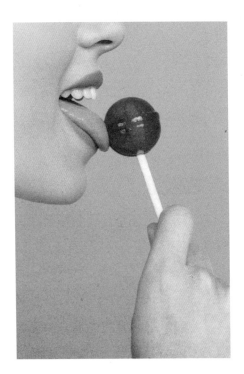

辨滋味是舌的主要生理作用之一

中医理论认为，舌觉的产生与心、脾、胃等脏腑所生之气有关。《黄帝内经·灵枢》中有如下记录："心气通于舌，心和则舌能知五味矣""脾气通于口，脾和则口能知五谷矣""浊气出于胃，走唇舌而为味"。因此，舌觉可以迅速反映出脏腑的功能是否正常，一旦脏腑发生病变，首先就表现为舌觉异常，可出现食不知味、麻木无感等症状。下面具体介绍舌的味觉和感觉的异常情况。

舌的味觉

舌的味觉异常主要表现为舌苦、舌酸、舌辛、舌咸、舌甘、舌淡几个方面。

舌苦

舌苦是指自觉舌上及口中有苦味。《黄帝内经·素问》曰："肝气热，则胆泄口苦。"《黄帝内经·灵枢》曰："胆胀者，胁下痛胀，口中苦。"另，苦为胆之味，所以，口苦与肝胆有热有关，由肝移热于胆或胆热上蒸、胆气上溢所致。临床可见咽干口燥、大便秘结、舌苔白腻或黄腻、腹胀胁痛等症，治疗应以清肝利胆、疏肝解郁为原则。

舌酸

舌酸是指自觉舌上及口中有酸味。中医有"肝热则口酸""脾胃气弱，木乘土位而口酸"之说，所以舌酸多与肝和脾胃邪热有关，由肝胃不和、气滞食阻，或脾运失常、食滞不化，或暴食伤脾、食积肠胃所致。临床可见脘腹时痛、舌厚腻或黄、嗳气嘈杂等症，治疗应以行气消痞、攻积导滞为原则。

舌辛

舌辛是指自觉舌上及口中有麻辣或腥味。《通俗伤寒论》曰："口辛者，肺热入胃。"另，舌辛者可有心胆不宁症状，所以舌辛多与肺胃、心胆内热有关。临床可见脘腹痞满、胸闷气短、舌暗苔薄腻、痰涎壅盛等症，治疗应以疏肝和胃、清热泻肺为原则。

舌咸

舌咸是指自觉舌上及口中有咸味，严重者可有咸味痰涎排出。《通俗伤寒论》曰："口咸吐白沫者，肾水上泛。"咸为肾之味，所以舌咸多与肾虚火旺有关。临床可见腰膝酸软、畏寒肢冷、失眠健忘等症，治疗应以温阳补肾为原则。

舌甘

舌甘是指自觉舌上及口中有甜味。中医有"脾热口甘"之说，所以舌甘多由脾胃湿热、湿浊上泛所致，临床可见脘腹胀痛、呕吐恶心、便溏不爽、舌白腻或厚等症，治疗应以芳香化浊为原则。

舌淡

舌淡是指自觉舌上及口中无味。患者味觉减退，或味觉迟钝不灵敏，即"口淡无味，饮食不香"。舌淡多由脾胃失于健运所致，临床可见食欲不振、嗳气时作、四肢倦怠、舌白或腻等症，治疗应以健脾养胃为原则。

舌的感觉

舌的感觉异常主要包括舌痛、舌麻、舌涩、舌胀等几个方面。

舌痛

舌痛是指舌上有灼痛、辣痛、涩痛、麻痛等感觉。疼痛部位可出现在全舌或舌尖、舌根、舌中、舌两边等，多与火邪或阴伤有关。如果是由火热上炎导致的，患者可有舌上生红刺、舌痛难忍等症，治疗应以清热泻火为原则；如果是由阴伤津亏导致的，患者可有口干舌燥且痛等症，治疗应以养阴清热为原则。

舌麻

舌麻是指舌体自觉麻木。《嵩崖尊生全书》曰："血虚亦舌麻，火痰居多。"《证治汇补》曰："脾肾亏，湿痰风化乘间而入，均使舌本麻木。"舌麻多与血虚、痰湿、肝风等有关，或因舌体失养，或因痰升阻滞，或因筋脉挛急所致。临床可见心绪烦扰、头晕眼花、舌苔薄白、盗汗虚热等症，治疗应以养血通络、化痰解郁为原则。

舌涩

舌涩是指舌上有吃了未熟的柿子一样的干涩感觉。舌涩多与口干舌燥同时出现，中医论著中也有"舌涩是风热"及"烦、燥则涩"之说。脏腑热盛，使火气上逆或燥热伤津，致舌干燥枯涩。临床可见咽干口燥、大便秘结、舌红少苔等症，治疗应以滋阴润燥、化痰解郁为原则。

舌胀

舌胀是指自觉舌体肿胀的异常感觉。舌胀多由肝郁气滞、日久化火、肝火上炎导致。临床可见心悸失眠、心下痞硬、舌质淡而舌苔薄、胸胁满闷等症，治疗应以疏肝理气、清热散结为原则。

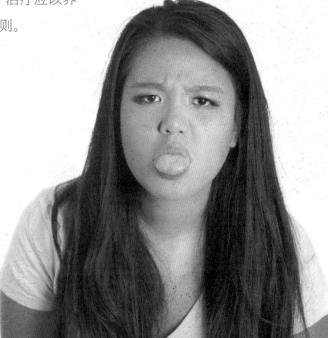

舌胀并不见舌体增大

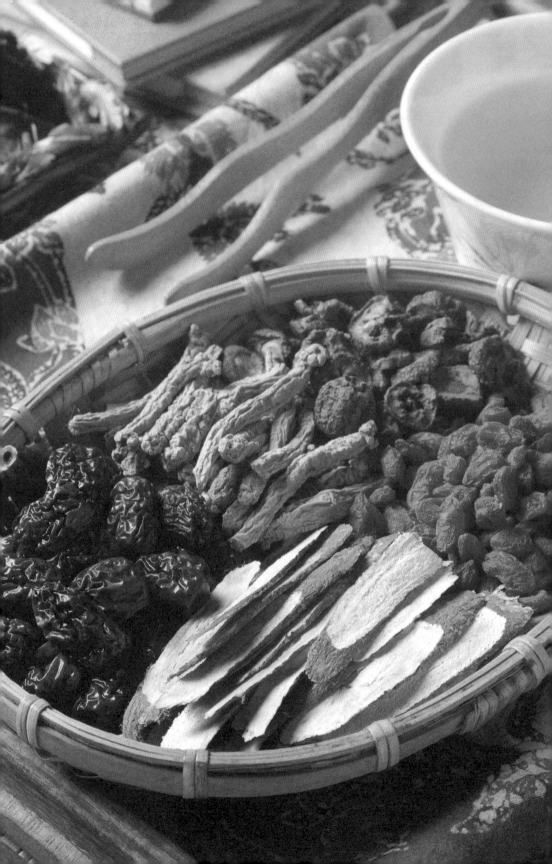

第三章

气短的气虚体质

　　在中医里，气是指肾中的精气、脾胃吸收运化的水谷之气和肺吸入的清气。当肾、脾胃、肺发生功能失调时，人体之气便会不足，也就是气虚。此时易出现气短懒言、体倦乏力、易出汗、形体消瘦或偏胖、精神不振等症状。这种体质就是气虚体质。

气虚体质者的表现

　　气虚体质的产生大多是因为先天禀赋不足、长期饮食失调、情志不畅或久病、劳累、年老体弱等，导致心、肺、脾、胃、肾等脏腑功能受损。又因心主血脉，肺主一身之气，脾胃为气生化之源，肾藏元气，所以一旦脏腑出现问题，就会导致体内血液运行不畅、气的生化不足、机体不能抵御外邪入侵，进而出现一系列疾病症状，主要表现为以下几个方面。

面色苍白

　　气虚体质的人与同龄人相比，面部皮肤较为松弛，没有光泽，脸色和唇色也显得很苍白。这是因为心脏功能减退，体内气血不足，血行不畅，使面部毛细血管充盈不足。

体倦乏力

　　气虚体质的人经常会感到劳累，即使活动量很小，也特别容易觉得疲倦。对他人来说轻轻松松的工作，气虚体质者却很难胜任。这是因为脾主肌肉，脾气虚则四肢肌肉失养，继而周身无力，容易倦怠。所以，气虚体质者爱静不爱动，整个人看上去生气不足，形体也比较松懈。

虚胖或偏瘦

　　气虚体质的人可出现两种不同的体型，即虚胖和偏瘦。前者表现为肌肉疏松、脂肪下垂，稍动或轻拍就有晃动感，手脚容易感觉肿胀，运动较少，而且他们的食量可能并不大。后者与其他人相比，体形明显瘦弱，但吃得可能并不少，晚上睡觉还容易多梦，另外，常有头晕、耳鸣等症状。

气短懒言

气虚体质者除了不喜欢运动，也不太喜欢说话，精神较差，总是懒洋洋的。这种体质的人稍微走点路，或者爬几层楼梯，就会气喘吁吁、呼吸急促，胸口觉得憋闷。因为他们脏腑功能低下，体内之气不足，气息就很低弱，缺乏生命活动的动力。

容易出汗

一般情况下，温度适宜、衣服厚薄适度，且没有大量运动时，人体是不会出汗的。但气虚体质者则不同，气虚导致他们腠理不固，汗液容易外泄，所以拥有这种体质的人稍一活动就会出汗，并且伴有气喘或咳嗽等症。

易患感冒

气虚体质者还特别畏寒，怕风吹，天气稍凉就会喷嚏不断，尤其是在换季降温时很容易感冒，并且反复难愈。这是因为气虚使得他们的固表作用降低，不能抵御外邪、护卫肌表，也就是身体抵抗力较弱，病后康复也较为缓慢。

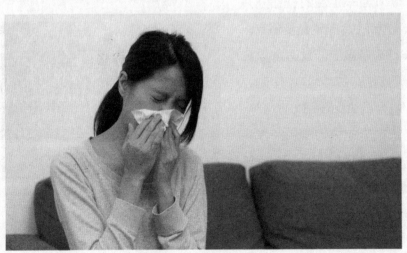

气虚体质者容易反复感冒

气虚体质者的养护

气虚体质的人可从以下几个方面进行调理养护。

饮食

多食易消化、好吸收且具有补气益气、健脾养胃作用的食物，如大枣、龙眼、橙子等果品，山药、薏苡仁、芡实、莲子、白扁豆、土豆、莲藕、香菇等蔬菜，粳米、小米、黄豆等谷物，鸡肉、牛肉、泥鳅、淡水鱼等肉类和水产品。烹饪方式多用炖、煮、焖、蒸、煲等。

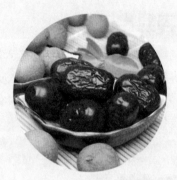

大枣、龙眼有助于补气

运动

养成规律运动的习惯，将其当作生活的一部分并坚持下去。运动量要适宜，可选择强度低且适合自己的运动，如散步、慢跑、打太极拳、练瑜伽、登山等。这些运动较为缓和，容易让人调整呼吸，不会导致急促、强烈的呼吸。

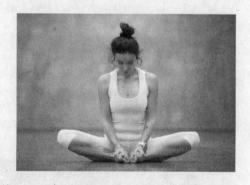

气虚体质者很适合练习瑜伽

起居

因为气虚体质者对环境的适应性较低，尤其怕季节转换，以及严寒和酷暑时节，因此日常生活中要多加注意。首先，注意衣服、被褥等要根据气温做合适的增减；其次，保证良好的居室环境，经常开窗使空气流通，冬季注意室内保暖；最后，养成良好的作息习惯，根据季节调整睡眠时间，睡眠要充足。

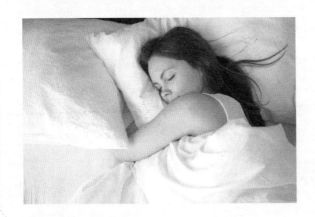

良好的睡眠很重要

方剂

四君子汤：人参、白术、茯苓各9克，甘草6克。将所有药材研为细末，每次取大约15克，加一碗水，煎至七分，不定时口服即可。此方剂可益气健脾，主治气短乏力、食少便溏的脾胃气虚之证。

补肺汤：人参、紫菀、桑白皮各9克，黄芪、熟地各24克，五味子6克。将所有药材加水煎服即可。此方剂可补肺益气、止咳平喘，主治肺虚喘咳、短气自汗。

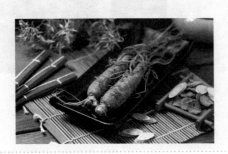

人参具有大补元气的作用

气虚体质者保养禁忌

气虚体质的人在调养中还要注意一些禁忌，否则不仅不能达到养护的目的，反而会使体质越来越差。

忌久卧

气虚体质的人既然不可以过度劳累，那么可以经常卧床休息吗？答案是否定的。因为气的特点是运动，如果经常躺着不动，那么体内之气就得不到舒展，时间久了就会减慢气的运行，使气机受损，从而累及脾脏，导致气的上升和下降受阻。此外，久卧还不利于食物的消化吸收，脾胃的运化不好，就会使脾吸收水谷精微的功能减弱，这样，后天之气的生成也会减少，结果就是使气虚的症状变得更加严重。

忌熬夜

经常熬夜，身体的脏腑功能得不到相应的休息，久而久之功能就会下降，身体的免疫力也随之降低，进入亚健康状态，进而容易患上感冒、胃肠疾病等。另外，晚上熬夜，白天就会劳累、没有精神，继而出现头晕脑涨、注意力不集中、记忆力减退、反应迟钝等症状，严重者可出现神经衰弱及严重失眠等问题，不仅耽误工作、学习，还会使身体变得越来越差，甚至患上更为严重的疾病。

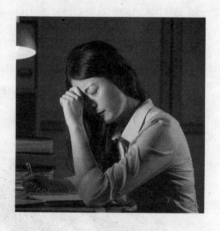

熬夜伤神，不利于气虚体质者保养身体

忌经常拔罐

　　拔罐具有疏通经络、行气活血、除湿散寒等作用，但气虚体质的人不宜过多拔罐。这是因为拔罐属于"泄法"，在负压的作用下，让局部皮肤充血，使体内的瘀血、水浊、邪火等通过扩大的毛孔排出体外，但在废物排出的同时，体内阳气也会随着排出。气虚体质者本来就阳气不足，如此更会使气虚加重。气虚体质者也并非不能拔罐，只要适量，且拔罐不要过紧就行，起到疏通经络、祛除体内湿气的目的即可。

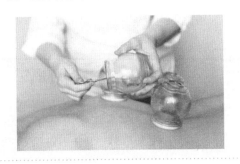

气虚体质者拔罐不宜过多过紧

忌生冷油腻食物

　　脾胃是后天之本，脾胃虚弱是气虚体质的软肋和薄弱环节，因此保护脾胃很重要。生冷寒凉易伤中阳，肥甘厚腻易滞脾气，常吃多吃这些食物就会导致虚上加虚。如果胃口差，消化功能就低，气血的化源就不足，且饭后还易腹胀，这是因为脾虚难化。因此，要少吃西瓜、杨桃、猕猴桃、苦瓜、香瓜、茭白、海带、空心菜、莴笋、蛤蜊、蚌类、肥肉及油炸物等容易损伤脾胃的食物。

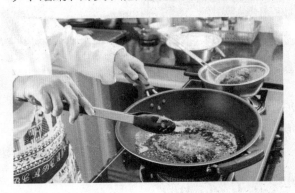

常吃油炸食物易伤脾胃

气虚体质者的膳食调理

人参红枣乌鸡汤

　　人参性温，味甘、微苦，具有大补元气、复脉固脱、补脾益肺、安神益智等功效；红枣性温，味甘，具有补中益气，养血安神等功效；乌鸡具有滋阴补肾、补气养血等功效。三者一起煲汤，具有很好的滋补效果，可以益气提神、祛寒补血、增强体质。

材料

乌鸡 1000 克，人参 5 克，红枣 15 克，枸杞、百合各 10 克，盐、鸡精各 3 克。

做法

1. 将乌鸡剁成块，洗净后入锅汆去血水。
2. 人参、红枣、枸杞、百合均洗净。
3. 取一砂锅，放入以上处理好的食材。
4. 加适量清水，炖约 2 小时，加盐、鸡精调味即可。

健康叮咛

　　人参红枣乌鸡汤虽然补益效果很好，但并不适合所有人，胃溃疡、高血压、高脂血症等患者不宜饮用此汤。

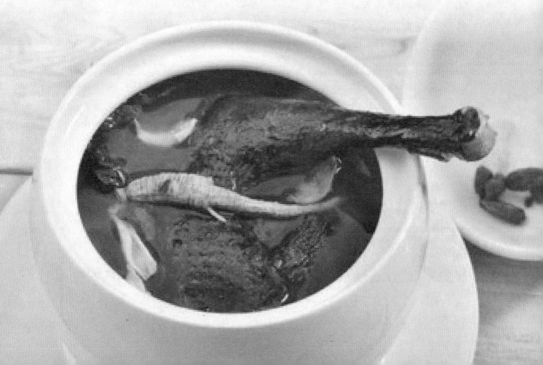

金沙玉米粥

玉米性平，味甘，具有调中开胃、养肺宁心、健脾益气等功效；糯米性温，味甘，具有补中益气、止渴止汗、暖脾胃等功效。二者和缓中止痛、健脾暖胃、活血化瘀、滋润心肺的红糖一起煮粥食用，可以达到调畅气机、补充人体之气、强健身体的功效。

材料

玉米粒 80 克，糯米 100 克，红糖 30 克。

做法

1. 将玉米粒和糯米洗净，放入清水中浸泡 2 小时。

2. 锅中放入玉米粒和糯米，加入适量清水。

3. 先用大火煮沸，再用小火将玉米粒和糯米煮至熟软。

4. 加入红糖搅拌均匀，稍煮片刻即可。

健康叮咛

腹胀患者不宜食用玉米和糯米，糖尿病、肾病等患者也不宜食用糯米。

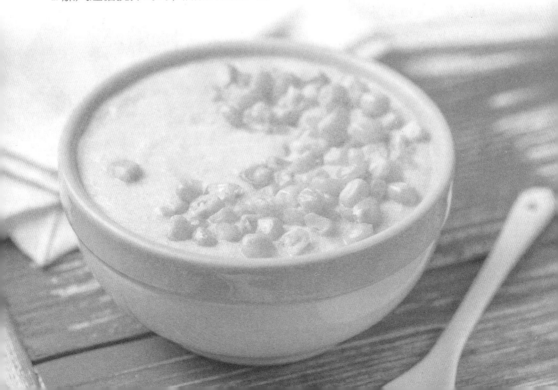

气虚体质者常用养生穴位

气海穴

气海穴属于任脉穴位，具有温阳益气、补肾固精、延年益寿的功效。气，气态物也；海，大也。气海就是指任脉水气在此吸热后气化为充盛的天部之气，本穴就像气之海洋，因此而得名。本穴主治虚脱、乏力、形体羸瘦等气虚病症，对先天不足、后天失养的体质虚弱之人有很好的疗效，因此有"气海一穴暖全身"之说。

📍 位置

》气海穴位于下腹部，人体前正中线上，脐下 1.5 寸处。

✋ 取穴

》采用正坐或仰卧姿势，肚脐直下两横指处即为该穴。

👄 应用

刺灸：直刺 1.0~1.5 寸；可灸。孕妇慎用。

按摩：以中指指腹或手掌心在气海穴做回旋摩动。

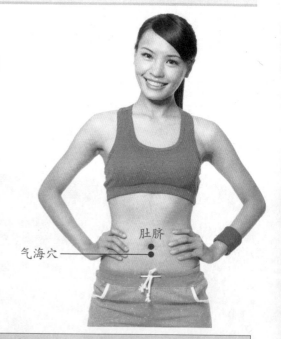

肚脐

气海穴

配伍治病
气海穴 + 足三里穴 + 合谷穴 + 百会穴：可治胃下垂、子宫下垂、脱肛
气海穴 + 足三里穴 + 气冲穴：可治肠鸣
气海穴 + 大横穴 + 足三里穴 + 三阴交穴：可治腹痛
气海穴 + 关元穴 + 膏肓穴 + 足三里穴：可治喘息短气

百会穴

　　百会穴位于人的头顶，在人的最高处。头为诸阳之会、百脉之宗，因此人体各经脉上传阳气都会在此处交会，所以得名"百会"。此穴穴性属阳，又于阳中寓阴，所以能通达阴阳脉络，连贯全身经穴，因而在调节人体的阴阳平衡中起着很大的作用，具有升阳举陷、益气固脱的功效，对气虚引起的头晕、心悸、气短等症有良好的效果。

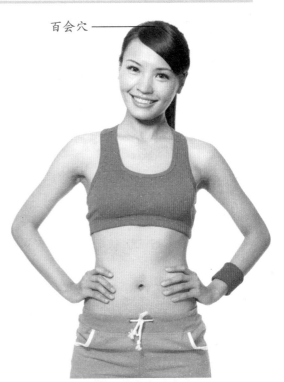

百会穴 ——

📍 位置

》》百会穴位于头顶，前发际线正中直上 5 寸处。

🖐 取穴

》》采用正坐姿势，两耳耳尖直上连线的中点处即为该穴。

👅 应用

温灸：持扶阳罐温灸此穴，时间为 3~5 分钟。

按摩：用手掌按照顺时针和逆时针方向各按摩此穴 50 圈，每日 2~3 次。

配伍治病

百会穴 + 攒竹穴 + 神庭穴 + 印堂穴：可治神经衰弱

百会穴 + 腰俞穴 + 大椎穴：可治低血压

百会穴 + 太冲穴 + 至阴穴：可治头痛

百会穴 + 水沟穴 + 风池穴 + 十宣穴 + 中冲穴：可治中风

神阙穴

　　神阙穴位于人体脐窝正中部,别称气合、脐中。神指变化莫测,阙当要处,穴为脐孔。胎儿依赖宫阙输送全身所需的营养,供成长发育,不断变化,因此得名神阙。此穴为元神门户,具有回阳救逆的功效。又因位于腹中部、脐中央,靠近胃部及大小肠道,还具有健肠养胃、理肠止泻的功效。

位置

》》神阙穴位于腹中部,脐窝正中。

取穴

》》肚脐中部即为该穴。

应用

温灸:神阙穴忌寒凉,适宜艾灸、隔姜灸等温灸疗法。

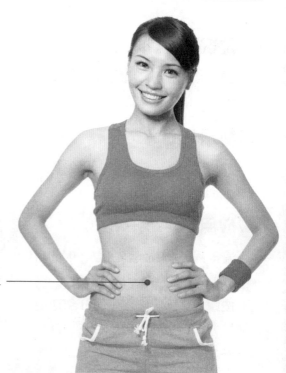

神阙穴 ——

配伍治病

神阙穴 + 足三里穴:可调理肠胃

神阙穴 + 长强穴 + 气海穴:可治脱肛

神阙穴 + 气海穴 + 阴陵泉穴:可治泄利不止

神阙穴 + 公孙穴 + 水分穴 + 天枢穴 + 足三里穴:可治便秘、腹痛

足三里穴

足三里穴隶属于足阳明胃经，是其主要穴位之一。胃经是人体气血十分充盈的经络，按摩足三里穴可以通经活络，调理脾胃，补中益气，扶正祛邪。正如《黄帝内经·灵枢》中所说："阴阳俱有余，若俱不足，则有寒有热，皆调于足三里。"该穴在现代医疗中多用于治疗胃下垂、阑尾炎、急慢性胃肠炎、休克、失眠等。

位置

》》足三里穴位于小腿外侧，犊鼻下 3 寸。

取穴

》》采用正坐屈膝姿势，犊鼻与解溪连线上，犊鼻下四横指，距胫骨前缘外侧一横指处即为该穴。

应用

按摩：用拇指和中指按摩，时长约为 7 分钟。

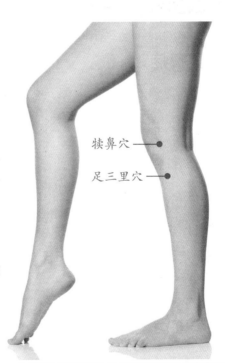

犊鼻穴 ——

足三里穴 ——

配伍治病

足三里穴 + 梁丘穴 + 期门穴 + 内关穴 + 肩井穴：可治乳痈

足三里穴 + 天枢穴 + 三阴交穴 + 肾俞穴 + 行间穴：可治心悸、月经过多

足三里穴 + 曲池穴 + 丰隆穴 + 三阴交穴：可治头晕目眩

足三里穴 + 脾俞穴 + 气海穴 + 肾俞穴：可治慢性腹泻

舌淡胖，有瘀点

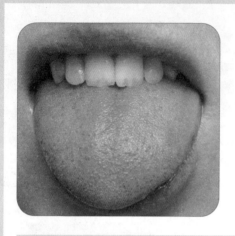

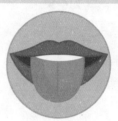

舌象表现

》》舌质暗淡，舌体胖大，舌苔较薄，舌前半部分有明显的瘀点，或有瘀斑。

气虚体质者的舌象及对症调养

常见病症

》》此舌象多是由气血虚弱、血液长期运行无力而致瘀引起的，可见乏力、怕冷、易疲劳、食欲降低、腹胀等症。

对症治疗

》》治疗应以补气为主、化瘀为辅。

补气重在补脾，可选用黄芪、薏苡仁、山药；化瘀则可选用当归、川芎、丹参等具有养血活血功效的中药。

特效穴位

》》气海穴、关元穴、肾俞穴、血海穴、三阴交穴。

日常养护

》》不吃生冷、油腻食物，少吃过酸、过甜的食物；忌烟酒；睡眠时间要充足，以 8~10 小时为宜；适量运动，保持心情舒畅，可选择散步、打羽毛球等运动方式。

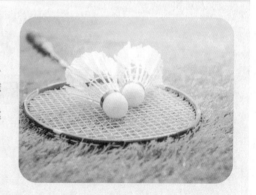

舌暗淡，苔薄腻

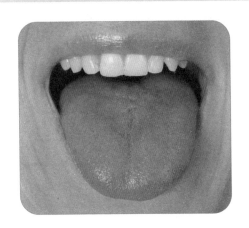

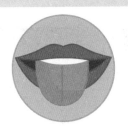

舌象表现

》》舌色暗红，舌面湿润，并且上面有一层薄薄的腻苔。

常见病症

》》此舌象多由正气亏虚、心血不足、中焦运化不利所致，可见面色晦暗、全身乏力、口干舌燥、记忆力减退、大便异常等症。

对症治疗

》》治疗应注重补气养血、健脾宁心，可选当归、黄芪、党参、白术、甘草等具有补气、生津、养血、健脾、燥湿、利水等功效的中药。

特效穴位

》》关元穴、中脘穴、腰阳关穴、足三里穴。

日常养护

》》饮食宜清淡、易消化、有营养，多吃富含膳食纤维的水果、蔬菜，不吃辛辣、燥热食物；生活起居有规律，按时休息，不熬夜；避免过激情绪，保持情绪平和、稳定。

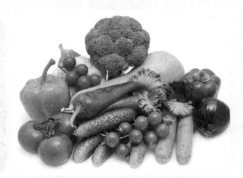

舌胖嫩，如镜面

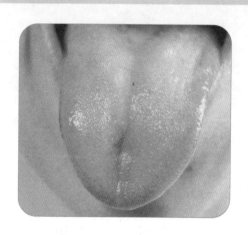

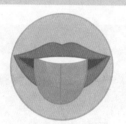

舌象表现

》舌质较嫩，舌色偏红，舌体胖大，舌面上没有舌苔，光滑如镜。

常见病症

》此舌象属热证，病位在脾，是典型的气阴两虚，可见气短乏力、面色苍白、口舌干燥、精神萎靡、食欲不振、大便秘结等症。

对症治疗

》治疗应以健脾益气、生津养阴为原则，可选择太子参、黄芪、枸杞子、山药、白术、茯苓、沙参、麦冬等具有补脾益气作用的中药。

特效穴位

》脾俞穴、肾俞穴、足三里穴、太溪穴、三阴交穴。

日常养护

》多食用富含蛋白质及铁的食物，如鱼肉、畜肉、动物血等；忌食辣椒、胡椒等燥热食物；学会舒缓情绪，心态平和；适当锻炼身体，但运动不宜剧烈。

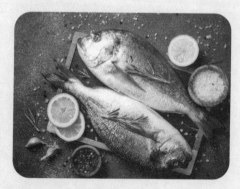

舌暗淡，有瘀点

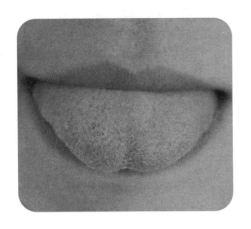

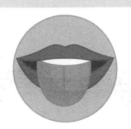

舌象表现

》》舌质暗淡，舌体大小适中，舌苔薄白，舌尖红且少苔，有轻微瘀点。

常见病症

》》此舌象代表的病症较为复杂，大多是由长期气血双亏引起的，可见面部暗淡无光、头晕目眩、心中烦乱、神疲乏力、没有精神、自汗等症。

对症治疗

》》治疗应以健脾和胃、补气养血为原则，可选用黄芪、赤芍、茯苓、干地黄、当归、丹参、炒白术、阿胶、鸡血藤等具有益气生血等作用的中药。

特效穴位

》》中脘穴、三阴交穴、足三里穴、昆仑穴。

日常养护

》》可多食具有补益气血作用的食物，如花生、黑木耳、大枣、鸡肉、羊肉等；少食过甜和过咸的食物；不吃熏烤、腌渍食物；定期体检，密切关注血压变化。

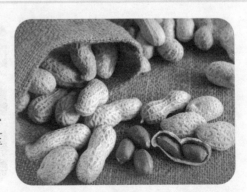

舌淡胖，舌苔白

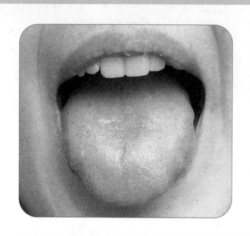

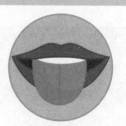

舌象表现

》》舌质较嫩，舌色淡，舌体胖大，舌面上有一层薄薄的白苔。

常见病症

》》此舌象大多是由脾肺气虚、中气不足引起的，可见身体免疫力下降、四肢倦怠、面部及口唇苍白、精神不佳、便秘、气短等症。

对症治疗

》》治疗应以补气、健脾、宣肺为原则，可选择白术、茯苓、炙甘草、薏苡仁、桔梗、黄芪、五味子、防风、生姜等具有健脾气，补肺气等作用的中药。

特效穴位

》》大肠俞穴、气海穴、足三里穴、关元穴。

日常养护

》》多吃富含膳食纤维的新鲜蔬果以及粗粮、杂粮，并摄取充足的水分；少喝饮料、咖啡、浓茶，并戒烟酒；每天进行一些体育锻炼，增强身体免疫力。

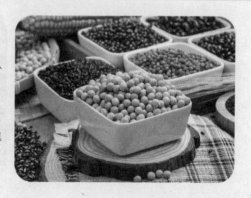

舌淡胖，有齿痕，舌苔白

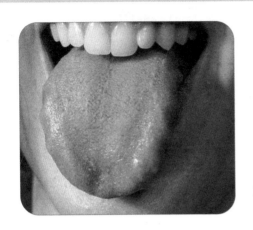

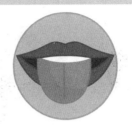

舌象表现

》》舌质嫩，舌色淡，舌苔白，舌体稍大，舌两边带有齿痕。

常见病症

》》此舌象大多是由脾胃虚弱、中气不足、水谷不化兼湿气过重引起的，可见嗜睡、汗多且黏腻、神疲气短、大便溏泄等症。

对症治疗

》》治疗应以健脾养胃、补气、祛湿为原则，可选择甘草、黄芪、茯苓、陈皮、升麻、山药、柴胡、人参、火麻仁等具有补中益气、健脾养胃等作用的中药。

特效穴位

》》百会穴、天枢穴、脾俞穴、胃俞穴、气海穴。

日常养护

》》不吃生冷寒凉食物，如西瓜、柚子、冷饮等；食用莲子粥、山药粥等粥品；节制饮食，不暴饮暴食；养成良好的生活习惯，学会劳逸结合。

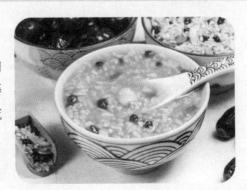

舌淡红，苔薄白

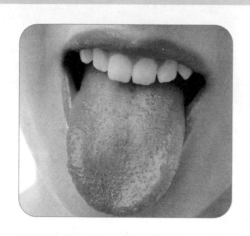

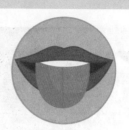

舌象表现

》》舌质淡红，舌苔薄且颜色偏白，舌体较为瘦薄。

常见病症

》》此舌象多是脾气虚弱之征，再加上体内之气不足，故不能统摄血液，可见神疲乏力、懒言少语、食欲不佳及女性月经提前、经血颜色较淡等症。

对症治疗

》》治疗应以健脾、益气、养血为原则，可选用当归、黄芪、酸枣仁、木香、远志、龙眼肉、炙甘草、白术、茯苓等具有补益气血等作用的中药。

特效穴位

》》脾俞穴、地机穴、气海穴、足三里穴。

日常养护

》》多吃赤豆、糯米、红枣、黄鳝、牛肉、鲫鱼等食物；少吃柚子、橙子、金橘、薤白等食物；多加休息，不可过度劳累；注意保暖，避免寒邪入侵。

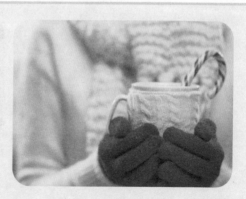

舌淡白，舌质嫩

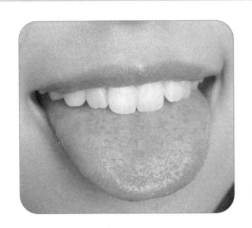

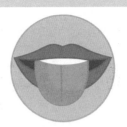

舌象表现

》》舌质淡白，并且较为娇嫩，舌苔较薄。

常见病症

》》此舌象多见于脾气虚弱，不能生成足够的气血，从而导致心血不足、心神失养，可见倦怠无力、面部无光、头晕、气短、多梦、腹胀等症。

对症治疗

》》治疗应以补益心脾、养心安神为原则，可选择白术、人参、黄芪、合欢皮、酸枣仁、远志、夜交藤、龙眼肉、当归等具有健脾补心、安神定志等作用的中药。

特效穴位

》》心俞穴、脾俞穴、神门穴、三阴交穴、内关穴。

日常养护

》》饮食应清淡，不吃煎炸等油腻食物；晚餐不要吃太晚，也不要吃得太多；少吃容易胀气的食物，如豆类、土豆、红薯、洋葱、香蕉等；保持心情舒畅。

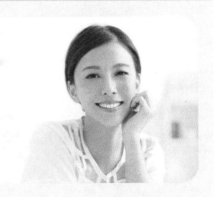

舌淡红，有瘀点

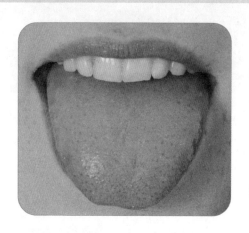

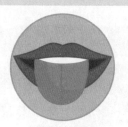

舌象表现

》》舌质淡红，舌苔薄白，舌体稍胖大，舌尖有瘀点。

常见病症

》》此舌象一般见于慢性消耗性疾病，大多是由体内长期正气亏虚、气虚血瘀引起的，可见面部微浮、神疲气短、大便溏泄或便秘、小便清长等症。

对症治疗

》》治疗应以补气养血、化瘀消肿为原则，可选用车前草、党参、当归、酸枣仁、白术、丹参、茯苓、黄芪、远志等具有补气活血等作用的中药。

特效穴位

》》血海穴、期门穴、肺俞穴、膻中穴、气海穴。

日常养护

》》食用黑木耳、竹笋、茄子、海参、山楂等食物；寒冷季节，睡前用温水泡脚并稍做按摩；按时休息，不熬夜，保证良好而充足的睡眠；适量运动。

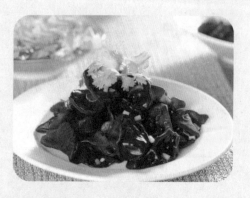

舌淡薄，舌苔白

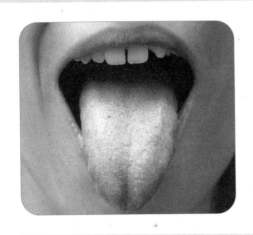

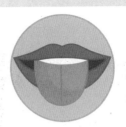

舌象表现

》》舌质淡，舌体较薄，舌两边略微有齿痕，舌苔较白。

常见病症

》》此舌象大多是由肺气虚弱，久之累及肾脏，致肃降失常引起的，可见咳嗽、痰液清稀、气短、畏寒怕冷、容易感冒、神疲体倦等症。

对症治疗

》》治疗应以润肺止咳、补肾纳气为原则，可选择山茱萸、制附子、熟地黄、泽泻、五味子、牡丹皮等具有滋阴补肾、养肺清热等作用的中药。

特效穴位

》》肾俞穴、肺俞穴、太溪穴、丰隆穴、膏肓穴。

日常养护

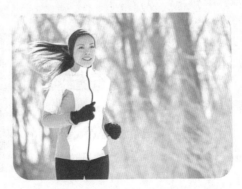

》》饮食以清淡为主，忌食辛辣刺激及肥甘黏腻的食物；保持室内空气清洁，并注意防寒保暖；加强体育锻炼，提高身体抗病能力；发生喘病时要卧床休息。

舌暗红，苔黄腻

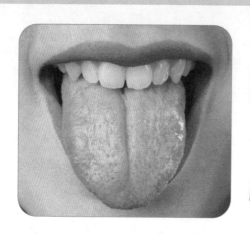

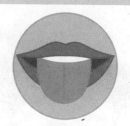

舌象表现

》舌质暗红，舌中后部的舌苔呈黄腻状，舌边或舌根处有齿痕。

常见病症

》此舌象表明体内正气不足、气滞血瘀，且下焦痰湿较重，可见咳喘、心悸、胸胁胀闷、四肢浮肿、面色黄暗、肠胃不适等症。

对症治疗

》治疗应以健脾祛湿、活血化瘀、行气止痛为原则，可选择当归、白术、柴胡、党参、苦参、茯苓、黄檗等具有祛湿、消肿、行气化瘀等作用的中药。

特效穴位

》期门穴、气海穴、太冲穴、关元穴。

日常养护

》吃一些具有健脾祛湿作用的蔬菜，如白萝卜、洋葱、扁豆、包菜、冬瓜等；忌吃高糖、高脂食物；保持居室环境干燥清洁；多进行户外活动。

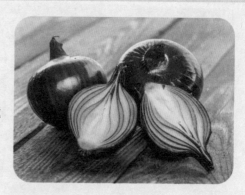

舌淡红，苔薄腻，有裂纹

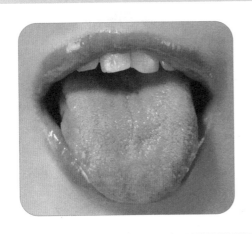

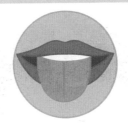

舌象表现

>>> 舌质淡红，苔薄白腻，舌体稍胖大，舌面有细小裂纹。

常见病症

>>> 此舌象大多是由体内气血两虚引起的，可见四肢乏力、身体倦怠、心慌气短、面色萎黄或苍白、精神欠佳、食欲减退、进食量小等症。

对症治疗

>>> 治疗应以补气养血、和胃降逆、补脾益气为原则，可选择西洋参、桃仁、防风、菊花、酸枣仁、益母草、川牛膝等具有补养气血等作用的中药。

特效穴位

>>> 风池穴、脾俞穴、膻中穴、大椎穴、上脘穴。

日常养护

>>> 用枸杞子、桑葚、龙眼肉等泡茶饮用；用大米、玉米等熬粥食用；多运动，以促进体内的新陈代谢和血液循环；保持乐观积极的心态；起居有时，娱乐有度。

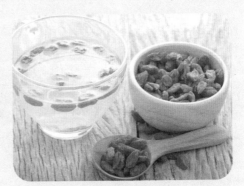

舌暗红，苔薄白，有齿痕

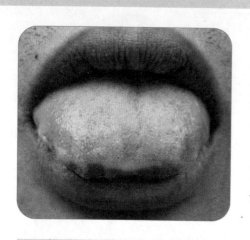

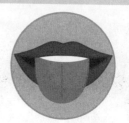

舌象表现

》》舌质暗红，舌苔薄白，舌体胖大，舌两边有齿痕。

常见病症

》》此舌象大多表明患者体内脾气不足，脾胃虚弱，可见胃脘痞满、腹胀、肢体倦怠、食欲缺乏、面色萎黄、形体消瘦、大便溏薄等症。

对症治疗

》》治疗应以健脾益气、行气化瘀为原则，可选择山药、砂仁、炙甘草、白术、桔梗、人参、薏苡仁、茯苓等具有补益脾胃、滋阴养血等作用的中药。

特效穴位

》》胃俞穴、膈俞穴、脾俞穴、阴陵泉穴、气海穴。

日常养护

》》饮食有节，三餐定时定量；调整工作和生活节奏，避免过度劳累；不要胡思乱想，注意减压，放松心情，以免思虑伤神；锻炼身体，强健体魄。

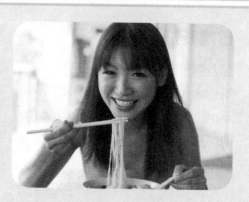

舌暗淡，苔黄腻

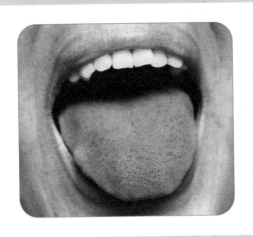

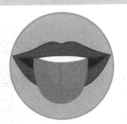

舌象表现

》》舌质暗淡，舌苔黄腻，舌两边略有齿痕。

常见病症

》》此舌象大多是由脾气虚加肺气虚引起的，可见体倦乏力、面部无华、手脚不温、食欲差、食量少、便溏、气短咳喘、痰液多等症。

对症治疗

》》治疗应以补脾益肺、扶正祛邪为原则，可选用麦冬、人参、白术、甘草、款冬花、桂心、黄芪、紫菀等具有健脾气、益肺气等作用的中药。

特效穴位

》》脾俞穴、肺俞穴、迎香穴、百会穴、列缺穴。

日常养护

》》多食用富含优质蛋白质和维生素的食物，如奶类、禽肉类、蛋类、豆类等；生活规律有序，不吸烟、不喝酒；避免受寒；适量锻炼，增加肺活量。

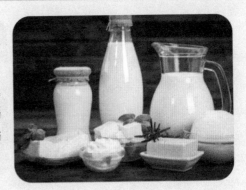

舌瘦小，苔薄腻

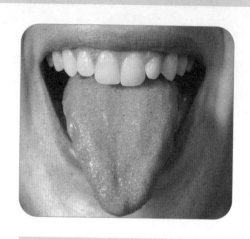

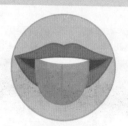

舌象表现

》》舌体瘦小，舌苔薄腻，舌面有较多的津液。

常见病症

》》此舌象多提示患者肝脏、脾脏、肾脏都呈亏虚状态，且体内有湿邪，可见面色萎黄、腰酸背痛、头晕脑涨、食欲减退等症。

对症治疗

》》治疗应以补益肝肾、健脾养胃、补血祛湿为原则，可选用牛膝、黄芪、桂枝、枸杞子、白术、茯苓等具有健脾、益肾、养肝、益气养血等作用的中药。

特效穴位

》》肝俞穴、肾俞穴、脾俞穴、大椎穴、外关穴。

日常养护

》》饮食营养丰富，食物以性温味甘为主，如糯米、黑米、高粱等谷类，鲫鱼、鲈鱼等鱼类；少生气，常微笑；不熬夜，不久坐；按摩脚部，促进血液循环。

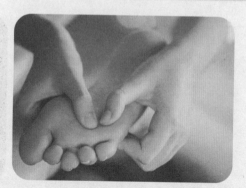

舌胖大，苔薄腻

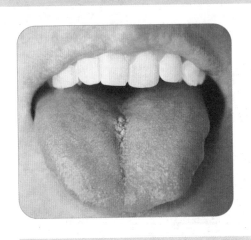

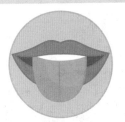

舌象表现

》》舌质颜色淡，舌苔薄白且腻，舌体胖大，舌边有齿痕。

常见病症

》》此舌象大多是由体内脾气不足引起的，可见手脚冰凉、怕风寒、身体免疫力低下、嗜睡、大便溏泄、小便清长等症。

对症治疗

》》治疗应以补益中气、健脾祛湿为

原则，可选用防风、白术、黄芪、陈皮、升麻、柴胡、人参、甘草、当归等具有补中益气、升阳举陷等作用的中药。

特效穴位

》》大椎穴、脾俞穴、百会穴、气海穴、足三里穴。

日常养护

》》食用香菇、红薯、山药、板栗、粳米、扁豆、猪肚、泥鳅等具有补脾作用的食物；天冷注意加衣，避免胃部受凉，影响食物的消化吸收；做做保健操。

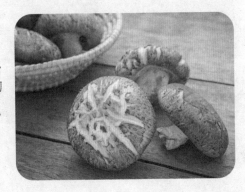

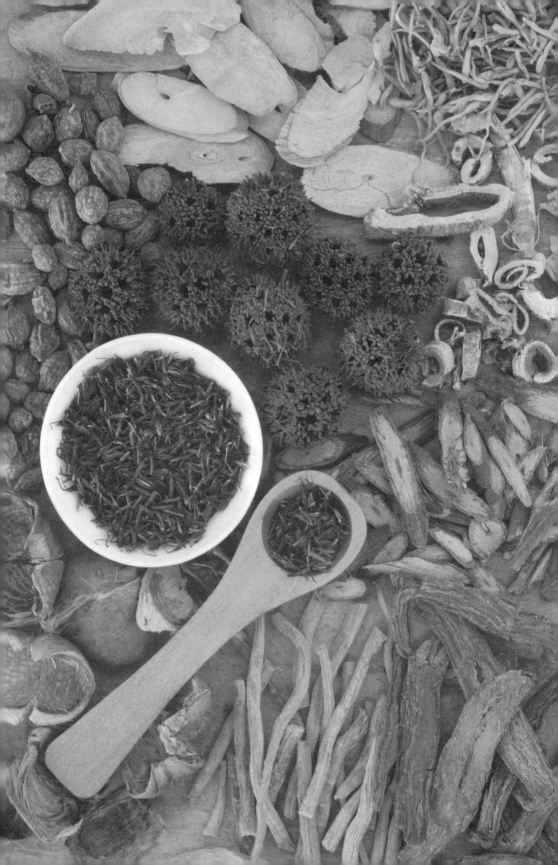

第四章
怕冷的阳虚体质

　　阳虚体质，是指人体内阳气虚衰，脏腑功能减退或衰弱，新陈代谢活动减慢，机体反应性低下，阳热不足而生里寒的一种体质。阳虚体质的人容易患有痰饮、泄泻、肿胀等疾病，耐热不耐冷，容易感受寒邪、湿邪、风邪等。

阳虚体质者的表现

阳虚体质的产生主要有先天和后天两种因素。先天因素是指先天禀赋不足，如父母体质较为虚弱，或还未出生时母亲饮食不当等。后天因素主要有寒邪外侵、过量食用寒凉生冷食物、思虑过甚、久病不愈、房事不节等导致脏腑功能受损。阳虚主要可分为心阳虚、肝阳虚、脾阳虚、肾阳虚和肺阳虚。阳虚体质者除了有畏寒怕冷、全身无力、完谷不化、面色苍白、精神状态差、气息微弱等一般证候外，不同脏器又有不同表现。

肝阳虚

头晕目眩，胁肋不适，男性阳痿、疲劳倦怠、胆怯忧郁、情绪低落，女性月经不调或崩漏、乳房胀痛、小腹冷痛，口唇发青，脉沉迟无力等。

心阳虚

心悸、心慌、怔忡，有空虚感，心胸憋闷或突发心痛，失眠多梦，心神不安，自汗乏力，面色亮白而有光，口唇紫暗，舌苔白且润滑，脉细弱或沉迟或结代等。

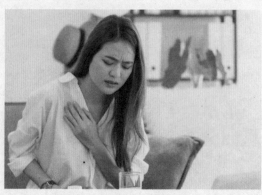

心阳虚者常感心胸疼痛

脾阳虚

多由情志不遂、气郁化火而灼伤阴津，或脾肾亏虚、生化之源不足，或慢性病耗伤肝血引起，表现为头晕目眩、眼睛干涩、视力减退、视物模糊、面部烘热、手足蠕动、两胁疼痛、心烦燥热等。

肺阳虚

咳嗽，呼吸无力，懒言声微，咯吐涎沫且质清稀而量多，咳痰如白沫，多汗，背寒，容易受风寒侵袭，稍做活动就发哮喘或喘息急促，神疲乏力，气短息促，舌苔白且滑润，脉迟缓或虚弱等。

肾阳虚

腰膝酸软，形寒肢冷，小便清长且频数，夜间尿多或小便不通，男性阳痿早泄，女性月经减少、宫寒不孕，性功能减退，脉沉迟、细弱无力等。

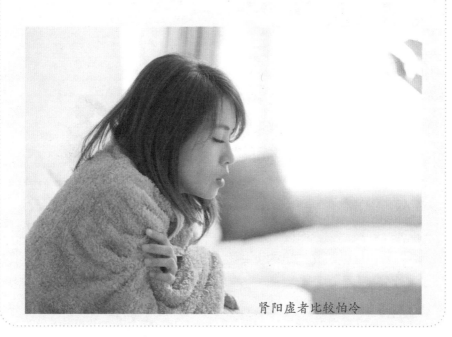

肾阳虚者比较怕冷

阳虚体质者的养护

阳虚体质的人可以从以下几个方面进行调理养护。

饮食

阳虚体质者经常感到寒冷，因此可以吃一些能够温暖身体的食物，如糯米、高粱、黄米、紫米等谷物类，羊肉、牛肉、鸡肉等肉类，鲫鱼、草鱼、带鱼、鲇鱼等鱼类，芥菜、南瓜、韭菜、香菜、薤白、香椿等蔬菜，桃子、荔枝、樱桃、龙眼、金橘、杏等水果，花生、松子、核桃、红枣、板栗等干果。还可以食用一些热性调料，如生姜、胡椒、大蒜、葱、八角等。煲汤时则可以放一些枸杞、紫苏、黄芪等。

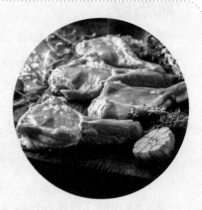

羊肉性热，味甘，可抵御风寒，温中暖肾

运动

适量的运动可以促进消化，增强脾胃功能，从而使气血生化之源充足，各脏腑功能不衰，阳气也会随之旺盛。可以选择快走、慢跑、体操等运动方式。另外，中医有"春夏养阳，秋冬养阴"之说，所以，阳虚体质者适宜在春夏锻炼身体，且以阳光充足的上午为最佳时机。寒冷季节应注意避寒，以室内活动为佳。

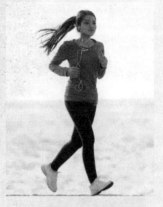

慢跑可促进血液循环，生发阳气

起居

　　阳气适合养，养阳就要做一些符合阴阳自然的事情。中医认为，白天为阳，夜晚为阴，我们之所以在白天比较精神，就是因为白天阳气充足，到了夜晚会想睡觉，则是因为夜晚阴气较盛。所以，白天我们要充分调动身体各项机能而不能不活动，夜晚则要好好休息，不要熬夜。另外，无论气候如何，我们都要尽量做到趋暖就温，具体就是寒冷季节注意保暖，天热时也不要一味地吃冷饮，否则就容易损伤阳气。

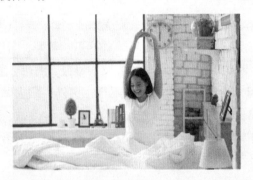

白天应精神饱满，
充分活动起来

方剂

　　附子理中汤：大附子（炮，去皮、脐）、人参、干姜（炮）、甘草（炙）、白术各等份。将所有药材锉散，每次取大约12克，加一碗水，煎至七分，不定时去渣口服。此方剂可补虚回阳，主治五脏中寒之证。

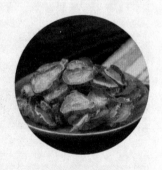

附子具有回阳救逆、补火助阳的功效

　　肾气丸：干地黄240克，山药、山茱萸各120克，泽泻、茯苓、牡丹皮各90克，桂枝、附子（炮）各30克。将所有药材研为末，炼蜜为丸，大小同梧桐子，每天一次，用酒服，每次服用15丸，逐渐增加至25丸。此方剂可补肾助阳，主治肾阳不足之证。

阳虚体质者保养禁忌

阳虚体质者的日常保养需要注意以下几个方面，如此才能达到养阳、补阳的目的。

忌食性寒之物

食物的性质有寒、热、温、凉之分，阳虚体质者体内阳气不足，寒气较盛，因此不宜多吃性质寒凉的食物，如西瓜、雪梨、西红柿、荸荠、茭白、冬瓜、菠菜、芹菜、茄子、豆腐、绿豆、海带、紫菜、苦瓜、黑木耳、鸭肉、螃蟹等，否则易伤阳气。另外，阳虚体质者也不要吃刚从冰箱拿出来的食物，夏天也尽量少喝各种冷饮。阳虚体质者还要忌吃过甜、黏腻、油炸等难以消化的肥甘厚味，否则易伤及脾胃，继而累及肾脏，损伤肾阳。

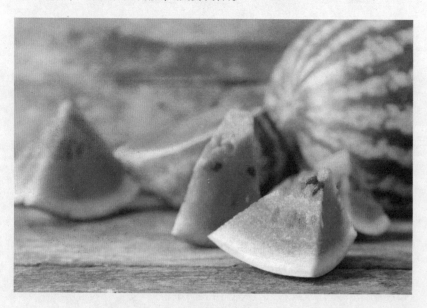

西瓜性寒，阳虚体质者应少吃或不吃

忌脚部受凉

　　阳气具有温煦脏腑和肢体的作用，而阳虚体质的人由于体内阳气虚弱，身体抵御寒冷的能力下降，就会怕冷，尤其是最容易出现手脚冰凉的现象。肾为五脏阳气之根本，其经脉达于足底，所以阳虚者多足冷。俗语中也有"寒从脚底生"之说，所以，如果不做好脚部的保暖工作，寒气就会趁虚而入，侵入体内，从而使阳虚的症状加重。

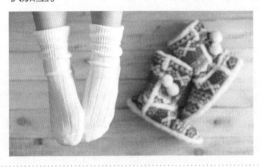

纯棉袜子柔软舒适，还可吸收脚汗，让双脚保持干爽温暖，进而起到使全身保暖的作用

忌运动量过大

　　动能生阳，所以阳虚体质者一定要坚持运动，以增强体质，补养体内阳气。动亦能耗阳，因此，阳虚体质之人在运动时需要注意一些禁忌，其中最重要的就是忌运动过于激烈、运动量过大。因为微微出汗的适量运动可以加快血液循环，促生阳气，但激烈运动或运动量过大，人体会大量出汗，体内津液就会耗损，也就会间接地损耗体内的阳气。

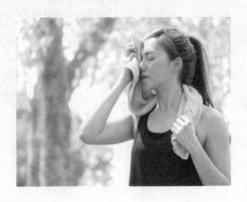

运动以致大汗淋漓时，易伤阳

阳虚体质者的膳食调理

当归生姜羊肉汤

　　羊肉性温，具有温补肾阳、补虚散寒的功效；当归具有补血活血的作用；生姜可以散寒止痛。三者在一起煲汤具有祛寒补阳、温中补虚的功效，对产后血虚、痛经、闭经，以及风寒感冒、消化系统疾病都有良好的调养效果。

材料

羊肉500克，当归9克，生姜15克。

做法

1. 将羊肉去骨、剔筋膜，洗净后入锅焯去血水，并切成厚条状。
2. 将当归、生姜等均洗净。
3. 将羊肉、当归、生姜放入砂锅内，加适量清水。
4. 以武火烧沸，去浮沫，再用文火炖1.5小时至羊肉熟烂。

健康叮咛

　　阴虚火旺、肝经郁火者不宜食用。

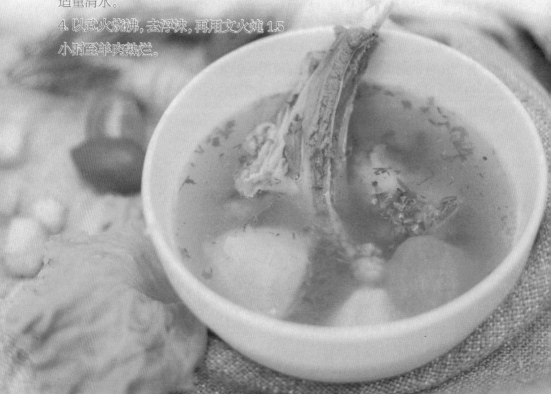

韭菜花炒虾仁

韭菜花性温，味辛，具有疏调肝气、补肾温阳、润肠通便等功效；虾仁中含有多种微量元素、抗氧化剂等，可以保护心脏、抗老化。二者在一起烩制食用具有滋补的功效，可以增加体内阳气。

材料

韭菜花 300 克，虾仁 150 克，料酒、橄榄油、芝麻油、盐、白糖、胡椒粉各少许。

做法

1. 将韭菜花洗净，切成段。

2. 将虾壳剥掉、去头、去虾线，清洗干净后用芝麻油、胡椒粉腌渍 10 分钟左右。

3. 将炒锅烧热放入橄榄油、虾仁爆炒，并放料酒调味。

4. 待虾仁变色后，将韭菜花放入锅内一起翻炒。

5. 韭菜花熟透后即可出锅，并放白糖、盐、胡椒粉调味。

健康叮咛

肠胃功能较弱、患有中耳炎、皮肤病者等不宜食用。

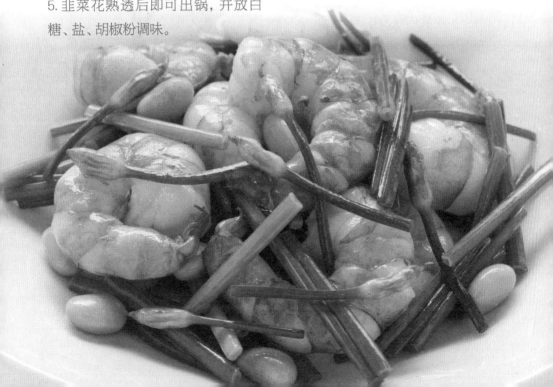

阳虚体质者常用养生穴位

大椎穴

大，即多；椎，指锤击重器，即脊椎骨。大椎穴位于第七颈椎棘突下凹陷处，是人体阳经的会合处。在古代，大椎穴也被称为"诸阳之会"，具有统率人体阳经气血的作用。对大椎穴进行适当的按摩、针灸可以疏通经络，对肩膀疼痛、中暑、咳嗽、疟疾、呕吐等疾病也有良好的治疗效果。

📍 位置

大椎穴位于颈部下端，第七颈椎棘突下凹陷处。

✋ 取穴

采用正坐低头姿势，后正中线上，第七颈椎棘突下凹陷中即为该穴。

👅 应用

按摩：先用食指指尖垂直按压，再旋转按摩，先顺后逆，各3圈。

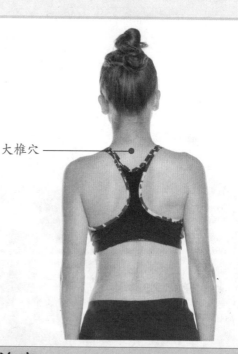

大椎穴 ———

配伍治病

大椎穴 + 腰奇穴 + 间使穴：可治癫痫

大椎穴 + 肺俞穴：可治盗汗、虚损

大椎穴 + 定喘穴 + 孔最穴：可治哮喘

大椎穴 + 足三里穴 + 命门穴：可提高免疫力

命门穴

　　命门即生命之门户，命，生命；门，门户。命门穴是元气根本之所在，对五脏六腑的功能起着决定性作用。命门穴位于腰部，腰为肾之府，对男女的生殖功能都有重要的影响。经常按摩刺激此穴位，可以治疗阳痿遗精、月经不调、腰痛等疾病。同时，命门穴也是人体生化的源泉，对脏腑的生理功能也有激发和推动作用。

📍 位置

命门穴位于腰后部，第二、三腰椎棘突间。

🦅 取穴

采用正坐或俯卧姿势，腰后正中线上，第二腰椎棘突下凹陷处即为该穴。

👅 应用

按摩：以大拇指指腹按揉，早晚各一次，每次时长 3~5 分钟。

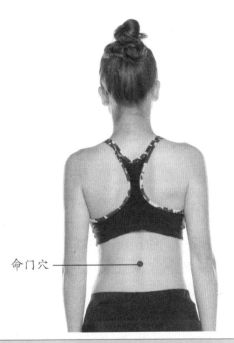

命门穴 ———

配伍治病
命门穴＋肾俞穴＋委中穴：可治寒湿性腰腿痛
命门穴＋肾俞穴＋关元穴：可治阳痿
命门穴＋合谷穴＋三阴交穴：可治痛经、月经不调
命门穴＋肾俞穴＋环跳穴＋足三里穴：可治下肢痿痹

肾俞穴

"肾为先天之本"，肾俞穴和肾脏相应，是生长发育的源泉，人体的健壮程度也与肾的强弱有关。肾指肾脏，俞通"输"，肾俞即肾脏的寒湿水气要通过此穴外输至膀胱经。肾俞穴隶属于足太阳膀胱经，按摩该穴可缓解腰痛、降血压。坚持按摩、击打该穴还能改善肾功能，增加肾脏的血流量。

📍 位置

肾俞穴位于腰部，第二腰椎棘突旁1.5 寸处。

🖐 取穴

采用正坐或俯卧姿势，沿肚脐水平线绕腰腹后侧，第二腰椎棘突旁两横指处即为该穴。

👅 应用

按摩： 两手拇指点按该穴 50 次左右，直至感到该穴胀痛。

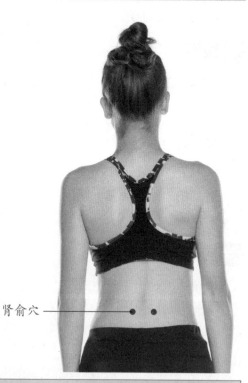

肾俞穴 ———

配伍治病

肾俞穴 + 太溪穴 + 三阴交穴：可治月经不调

肾俞穴 + 翳风穴 + 耳门穴：可治耳聋、耳鸣

肾俞穴 + 殷门穴 + 委中穴：可治腰膝酸痛

肾俞穴 + 关元穴 + 三阴交穴：可治小便不利、水肿

关元穴

　　关元穴为人体元阴、元阳的交关之处，有"千年野山参"之称，具有强大的补益功效。关元穴位于脐下三寸处，是女子蓄血、男子藏精之处。此穴也被称为"丹田"，是强身长寿的最佳调养位置。经常按摩此穴位可以培补元气，治疗痛经、肾虚、排尿不顺和各种血证等疾病。

📍 位置

关元穴位于下腹部，肚脐中下3寸。

🖐 取穴

采用正坐或仰卧姿势，肚脐下四横指处即为该穴。

👅 应用

温灸：持扶阳罐温灸此穴，时间为3~5分钟。

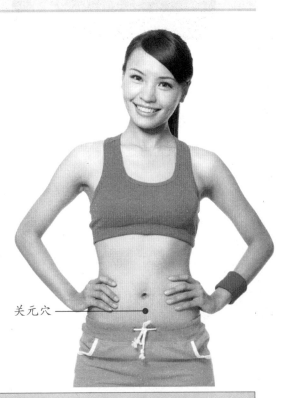

关元穴 ——

配伍治病

关元穴 + 天枢穴 + 气海穴：可治泄泻
关元穴 + 子宫穴 + 三阴交：可治月经不调
关元穴 + 大肠俞穴 + 曲池穴：可治脐周腹痛
关元穴 + 气海穴 + 肾俞穴 + 神阙穴：可治中风脱证

舌淡白，舌胖嫩

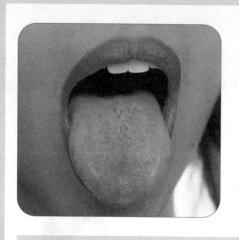

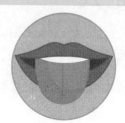

舌象表现

》》舌质淡白，舌苔薄白，舌面润滑，舌体胖嫩。

阳虚体质者的舌象及对症调养

常见病症

》》此舌象大多是由体内阳气不足、脾胃虚寒、气血不足而引起的，可见形寒肢冷、倦怠无力、呃逆呕吐、食欲降低、口淡不渴、大便溏薄等症。

对症治疗

》》治疗应以温暖脾胃、补益肾阳为原则，可选择党参、半夏、炒白术、代赭石、黄芪、焦三仙、旋覆花、白花蛇舌草等具有健脾、温阳、补肾等作用的中药。

特效穴位

》》脾俞穴、胃俞穴、膈俞穴、关元穴、足三里穴。

日常养护

》》多食具有祛寒、暖脾胃作用的食物，如羊肉、鸡肉、荔枝、韭菜等；忌食易伤脾胃的食物，如菊花、竹笋、鸭蛋等；做一些舒缓的运动，如散步、练瑜伽等。

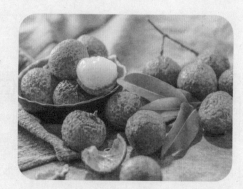

舌色淡，苔白腻

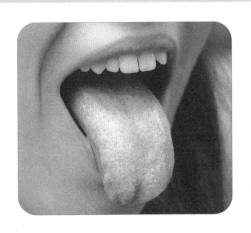

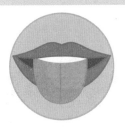

舌象表现

》》舌质颜色较淡，舌苔白腻，主要分布在舌中，舌体胖大。

常见病症

》》此舌象大多是由寒气内停、痹阻经络、气血运行不畅、阳气虚衰、不能温运引起的，可见腰部冷痛有沉重感，阴雨天更甚，卧则辗转不利。

对症治疗

》》治疗应以散寒祛湿、温经通络为原则，可选用甘草、熟地黄、牛膝、茯苓、桑寄生、白术、干姜、独活等具有滋阴、活血、祛湿、通经等作用的中药。

特效穴位

》》腰阳关穴、肾俞穴、关元穴、志室穴。

日常养护

》》多食有益腰肾的食物，如猪腰、黑豆、核桃等；忌食生冷易生痰的食物，如螃蟹、虾等；避免久坐、久站，适当活动腰部，以舒展腰肌，促进腰部血液循环。

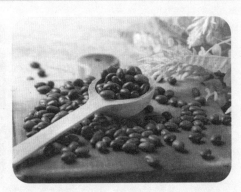

舌淡胖，有齿痕

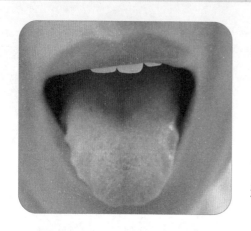

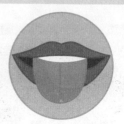

舌象表现

》》舌质淡，舌苔白，舌体胖大，舌两边有齿痕。

常见病症

》》此舌象大多是由脾肾虚弱、体内水液代谢受阻、运化与输布失常引起的，可见腰膝痠软、面色苍白、四肢浮肿、畏寒怕冷等症。

对症治疗

》》治疗应以补脾、温阳、滋肾、固涩为原则，可选用熟地黄、泽泻、山药、附子、茯苓、牡丹皮等具有温补阳气、健运脾肾、固涩止泻等作用的中药。

特效穴位

》》肾俞穴、神阙穴、足三里穴、命门穴、脾俞穴。

日常养护

》》可食用滋肾健脾的食物，如山药、莲子、核桃、白扁豆等；忌食生冷食物和甜食，如冷饮、西瓜及各种糖；睡眠要充足，坚持锻炼身体，增强体质。

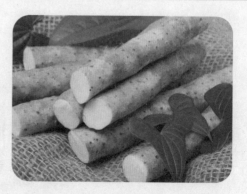

舌淡嫩，舌苔白

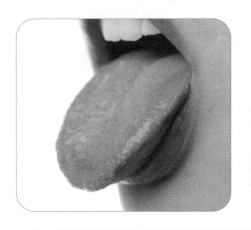

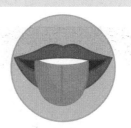

舌象表现

》》舌质颜色淡，舌质较嫩，舌苔较白。

常见病症

》》此舌象大多是由饮食不节或久病不愈而致脾胃虚损、气血不足、痰浊内生而引起的，可见呕吐恶心、体倦乏力、纳呆食少、头晕耳鸣等症。

对症治疗

》》治疗应以健脾养胃、补益气血、化痰祛湿为原则，可选用半夏、陈皮、旋覆花、苏子、川芎、郁金等具有健脾化痰、和胃降逆、通气活血等作用的中药。

特效穴位

》》脾俞穴、胃俞穴、肾俞穴、肝俞穴、内关穴、行间穴。

日常养护

》》多食小米、枸杞子、荠菜、核桃、牡蛎等食物；早睡早起，作息规律，不熬夜，不贪睡；注意调整工作和休息节奏，不要过度疲劳；居室环境保持安静。

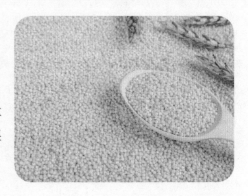

舌胖淡，苔薄白

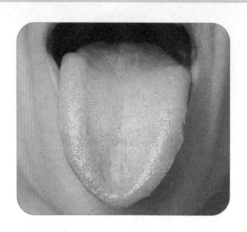

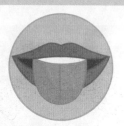

舌象表现

舌质颜色较淡，舌体胖大，舌苔白且薄。

常见病症

此舌象大多是由脾肾阳虚引起的，可见腰腿酸疼软弱、头晕眼花、气短乏力、四肢疲倦、小便清长、大便溏薄等症。

对症治疗

治疗应以健脾益气、温补肾阳为原则，可选择牛膝、附子、杜仲、桂枝、天麻、党参、续断、白芍等具有健脾、助阳、益气、补肾等作用的中药。

特效穴位

丰隆穴、肾俞穴、脾俞穴、气海穴、中极穴。

日常养护

宜食具有补益肾阳、温暖脾阳的食物，如猪肚、贻贝、刀豆等；忌食荞麦、松子、苦瓜、冬瓜等；适当进行日光浴，每天晒太阳约30分钟，以补益阳气。

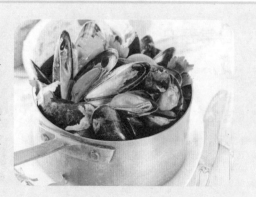

舌胖嫩，苔薄白

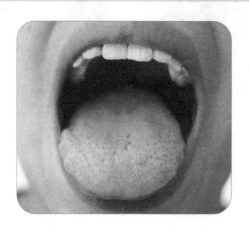

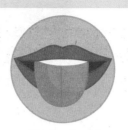

舌象表现

舌体胖，舌质娇嫩，舌面有一层薄薄的白苔。

常见病症

此舌象多表示患者有虚证、寒证、湿证，多肝肾阳虚，经络阻滞，可见畏寒肢冷、忧郁善恐、神疲乏力、精神不振、夜尿多等症。

对症治疗

治疗应以温阳补气、补益肝肾、祛湿散寒为原则，可选用吴茱萸、当归、桂枝、附子、鹿茸、肉桂、白芍等具有补肝阳、温肾阳、祛寒湿等作用的中药。

特效穴位

百会穴、风池穴、大椎穴、肝俞穴、肾俞穴。

日常养护

宜食羊肉、海参、大蒜、生姜等具有温补肾阳作用的食物；注意保护好腰部，不要劳累，也不要使其受凉；注意防寒，避免风邪、湿邪等入侵。

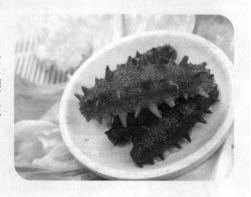

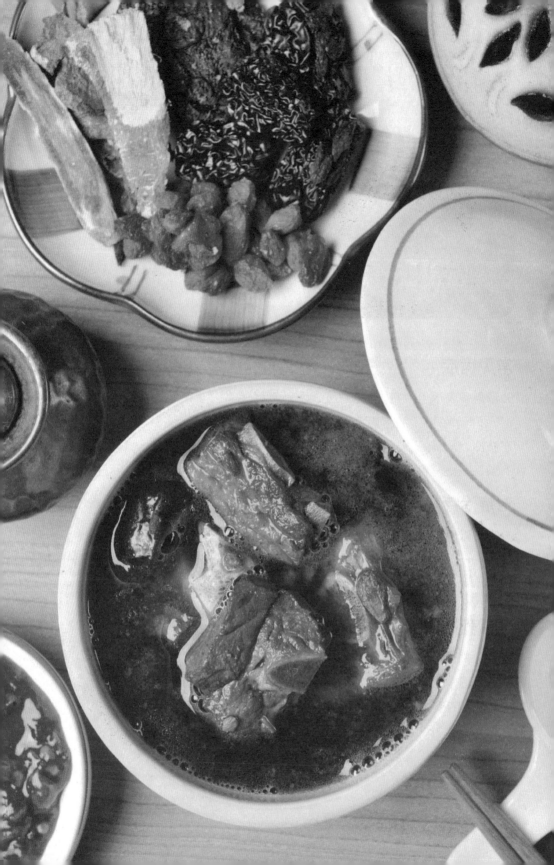

第五章

缺水的阴虚体质

　　阴虚体质，是指各脏腑功能失调，导致体内阴液不足，不能滋润，不能制阳，阴虚而生内热的一种体质。阴虚体质的人容易患有虚劳、不寐、失精等症，耐寒不耐热，容易受到暑邪、热邪、燥邪的入侵。

阴虚体质者的表现

阴虚体质者大多因感受燥热之邪、过量食用温燥食物、过度忧思、房事不节、病久不愈等引起脏腑功能失调，导致体内阴液耗损、亏虚，继而生出内热，机体因无法被濡养而表现出形体消瘦、咽干口燥、两颊潮红、手足心热、烦躁不安、舌干红且少苔至光滑无苔等症。阴虚可见于多个脏腑的病变，常见的有脾胃阴虚、肺阴虚、肝阴虚、心阴虚和肾阴虚。不同脏腑的病变原因可有差异，因此表现也各不相同。

脾胃阴虚

多由外感温热病耗损阴液，或热病后期阴液未复，或素体阴虚，或嗜好辛辣，或误服辛温药剂引起，表现为不思饮食、口唇干燥，甚或干呕、脘痞不舒、呃逆、口淡乏味、腹胀、神疲、大便硬结等。

肺阴虚

多由久咳伤阴、痨虫袭肺，或久患热病耗损阴津引起，表现为干咳无痰或痰少而黏白或痰中有血丝、咽干、声音嘶哑、盗汗、午后潮热、舌红少津等。

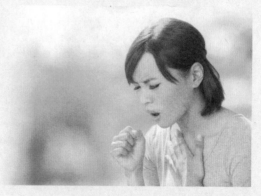

肺阴不足，内生虚热，
气机上逆，导致咳嗽

肝阴虚

多由情志不遂、气郁化火而灼伤阴津，或脾肾亏虚、生化之源不足，或慢性病耗伤肝血引起，表现为头晕目眩、眼睛干涩、视力减退、视物模糊、面部烘热、两胁疼痛、心烦燥热等。

心阴虚

多由长期患病损耗阴血，或失血过多，或体内阴血生成不足，或情志不畅、火气内郁、暗耗阴血等引起整个机体阴血不足、心阴亏虚，表现为失眠多梦、心胸烦闷、心悸、心神不宁、口唇干燥等。

肾阴虚

多由疾病迁延不愈伤及肾脏，或房事过度，或感受热病伤及阴液，或过服温燥劫阴之品引起，表现为腰酸腿软、头晕耳鸣、健忘、失眠、遗精、经少或经闭、尿少、头发干枯、皮肤无光泽等。

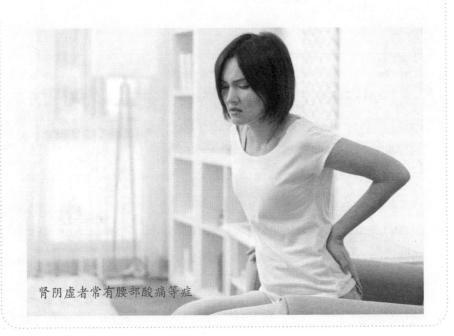

肾阴虚者常有腰部酸痛等症

阴虚体质者的养护

阴虚体质的人可以从以下几个方面进行调理养护。

饮食

阴虚体质的人适宜吃一些具有滋阴降火作用的食物，如雪梨、葡萄、西瓜、苹果、无花果、罗汉果、橙子、菠萝、枇杷、石榴、菱角等水果，莲藕、荸荠、胡萝卜、黄瓜、苦瓜、芹菜、冬瓜、丝瓜、冬笋、白萝卜、莴笋、茭白等蔬菜，牡蛎、螃蟹、海参、牛蛙、鸭肉、鸡肉等水产、肉类。食物的烹调方式可选用煮、炖、焖、蒸，用这几种方式做出来的食物比较清润、温和，不容易上火，也就不会耗伤阴液。

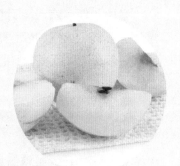

雪梨可养阴清热，很适合阴虚体质者食用

运动

阴虚体质的人，由于其体内津液、精血等阴液不足，所以在运动时容易出现口渴、咽干、面色潮红等症状。为了不加重阴虚症状，有这种体质的人不适合做剧烈及大强度、大运动量的运动，只适合强度较小的缓和运动，并且以间断性运动为佳，如健美操、瑜伽、太极拳、慢跑、散步等，其中游泳对阴虚体质中的肺阴虚者较为适合。

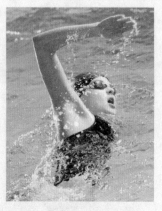

游泳可以改善阴虚体质者干燥的肌肤

起居

　　阴虚体质者不宜多出汗，因此居室和工作环境都应该以清凉舒爽为佳，避免环境闷热，否则不仅容易引起出汗太多，还易导致烦躁焦虑，继而心火旺盛，加快耗伤体内阴液。如果居室环境过于干燥，晚上睡觉时就容易出现咽干口燥的现象，时间长了就会引发干咳，既影响睡眠，又会加重肺阴虚症状。另外，阴虚体质者喜凉怕热，因此尤其要注意秋冬养阴，夏季要注意避暑，避免烈日暴晒。

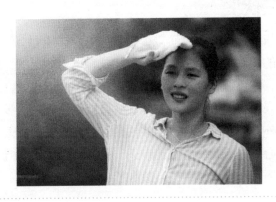

高温酷热的环境会加重阴虚症状

方剂

　　一贯煎：生地黄18~30克，枸杞子9~18克，北沙参、麦冬、当归身各9克，川楝子4.5克。将所有药材加水煎服，每日1剂，分2~3次服用。此方剂可滋阴疏肝，主治肝肾阴虚、肝气郁滞之证。

　　滋阴降火方：南沙参、北沙参、元参、花粉各15克，石斛、金莲花各12克，丹皮、山萸肉、枸杞子、锦灯笼、黄芪、马蔺子各9克。将所有药材加水煎服，每日1剂，每天2次。此方剂可滋阴降火，主治脾肾阴虚、虚火上炎之证。

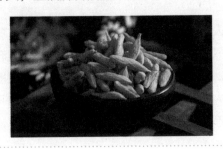

麦冬具有润肺养阴、养胃生津的作用，适用于肺阴不足

阴虚体质者保养禁忌

阴虚体质者在调养身体的过程中，一定注意不要让身体再生内热，否则更消耗阴液，以下是养护中的一些禁忌。

忌"夏练三伏"

在炎热的天气下进行锻炼，可以提高人体的耐热能力，使机体更好地适应炎热的气候，从而达到增强身体抗病能力的目的，但对阴虚体质者来说，"夏练三伏"就非常不适宜。因为这样做，人体会大量出汗，本来体内阴液就少，如此更会造成阴液流失过多，加重阴虚症状。另外，阴虚体质的人比较怕热，容易出现五心烦热的症状，也就是手心、脚心和胸中发热。天气稍微一热，他们就会感到燥热不安，更不用说在酷暑中进行锻炼了。

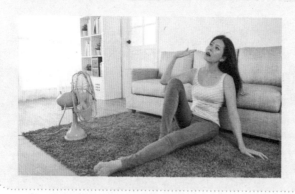

炎热的夏季对阴虚体质者来说非常难耐

忌服温补类药材

常见的温补类药材有人参、鹿茸、当归、黄芪、淫羊藿、冬虫夏草等，这些药材具有补气壮阳、温中散寒等作用，对寒证有较好的疗效。但阴虚体质的人，其体内阴液亏少、虚阳偏亢，如果服用温补类药材，就会助长体内之火，进一步损耗阴液，表现为口干口苦、头痛难忍以及流鼻血等，所以忌服温补类药材。

忌吃油炸和烧烤类食物

　　阴虚体质的人，由于体内阴液亏虚，很容易"上火"，因此应避免食用温热等易生内热的食物。将食物进行油炸或烧烤时，就算食物本身不属于热性，一旦经过这样的加工后食用，也会导致上火，从而耗伤体内本就不多的阴液。此外，在烹调食物时，还要少放八角、小茴香等热性调料。

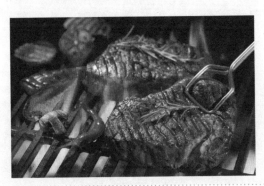

阴虚体质者食用烧烤类食物，无疑是火上浇油

忌心情烦躁

　　造成阴虚的原因之一就是情志不遂，肝郁化火，以致灼伤阴液，所以阴虚体质者最忌"动火"，表现为急躁、焦虑、易怒、心烦、情绪波动大等。因此，应学会控制情绪，保持心神安定，化解不良情绪，这样就可以平息体内"火气"，而不至于流失更多的阴液。

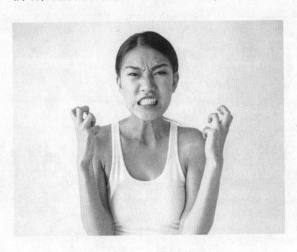

阴虚体质者应避免大动肝火

阴虚体质者的膳食调理

绿豆百合玉米粥

　　绿豆味甘，性凉，具有清热解毒、利水消肿等功效；百合具有滋补功效，可以养阴润肺、止咳安神；玉米具有健脾开胃、防止动脉硬化的作用。此三者一起煮粥食用，具有清心润肺、益气安神的功效，适用于阴虚体质见干咳、失眠、心烦、心悸等症状人群。

材料

百合 20 克，绿豆 50 克，玉米 50 克，白糖适量。

做法

1. 将百合、绿豆、玉米清洗干净，并将百合和绿豆浸泡一段时间。
2. 将绿豆放入锅中，并加适量清水。
3. 待绿豆开花后，加入百合和玉米，煮 10~15 分钟即可。
4. 关火，盛出，按个人口味加入白糖。

健康叮咛

　　脾胃虚寒者、女性月经期间等不宜食用。

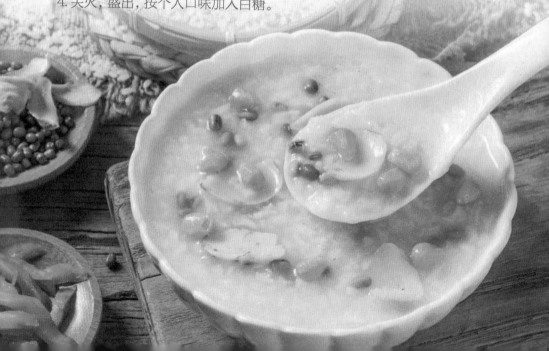

葱烧海参

海参不仅是名贵的珍品，也是极佳的药材，其味甘、咸，性温，具有补肾、壮阳、增强身体免疫力之功效；葱温通阳气，可以祛除菜肴的油腻及杀菌，具有降低胆固醇和防治呼吸道疾病的功效。二者一起食用，可以滋阴去火。

材料

海参1000克，大葱105克，白糖、料酒、生抽、蚝油、盐、食用油各少许。

做法

1. 将海参洗净，切条入锅，5分钟后捞出。
2. 将大葱切成段备用。
3. 在锅内放油，烧热后放入葱段，爆炒后盛出。
4. 将海参放入锅中，加入料酒、生抽、蚝油、白糖、盐等翻炒。
5. 锅内收汁后，再将葱段放入，翻炒后盛出即可。

健康叮咛

脾胃具有湿气、感冒咳嗽、腹泻者不宜食用。

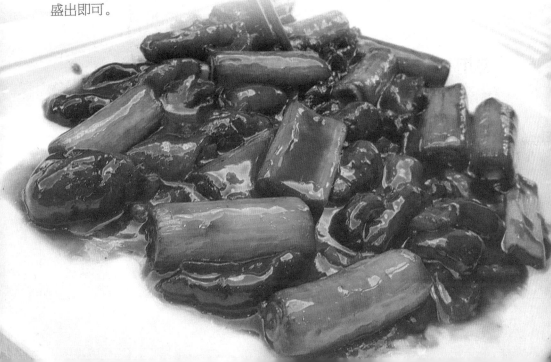

阴虚体质者常用养生穴位

太溪穴

太，即大；溪，即溪流。太溪穴即为肾经水液在此形成较大的溪流。太溪穴隶属于足少阴肾经，是肾经元气的聚集穴位，可以"补肾气，断生死"。肾是后天之本，是生长发育的根本所在。太溪穴可以滋阴益肾，清热生气，治疗肾病、不孕症、女性月经不调等疾病。

📍 位置

太溪穴位于足内侧，足内踝尖与跟腱之间的凹陷处。

取穴

采用正坐或仰卧姿势，足内侧脚踝后方与脚跟骨筋腱之间的凹陷处即为该穴。

应用

按摩： 每日按摩该穴 2 次，每次时长约为 5 分钟。

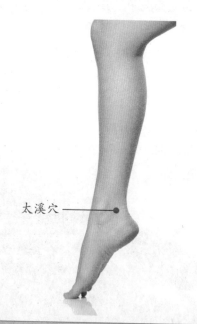

太溪穴

配伍治病

太溪穴 + 少泽穴：可治牙痛、咽炎

太溪穴 + 肾俞穴 + 志室穴：可治阳痿、肾虚

太溪穴 + 支沟穴 + 然谷穴：可治心痛

太溪穴 + 飞扬穴：可治头痛、目眩

三阴交穴

三阴，即足三阴经；交，即交会。三阴交穴，意即足部的脾经、肝经和肾经三条阴经中的气血在此交会。该穴有"妇科三阴交"之称，对妇科疾病疗效突出，如月经不调、白带、经前综合征等。此外，经常按摩此穴位，还可以治疗失眠、遗精、阳痿、湿疹、高血压、消化不良等疾病。

📍 位置

三阴交穴位于小腿内侧，内踝尖上3寸处。

取穴

采用正坐姿势，足内踝尖上四横指处即为该穴。

应用

点揉：拇指立在穴位表面，先用力按压，再揉。时长为 15~20 分钟。

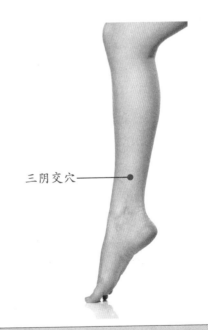

三阴交穴

配伍治病

三阴交穴 + 中极穴：可治月经不调

三阴交穴 + 子宫穴：可治阴挺

三阴交穴 + 大敦穴：可治疝气

三阴交穴 + 曲池穴：可治肿痛

涌泉穴

涌泉穴被称为"长寿大穴",有养生保健的重要作用。涌泉即水如泉涌,涌泉穴是指人体内肾经的经水可经由此穴外涌至体表。该穴位于足心处,是肾经的井穴,经常按摩可以补肾壮阳、散热生气、填精益髓,治疗昏厥、癫痫、中暑等疾病。在临床应用中多采用药敷贴和按摩等疗法。

📍 位置

涌泉穴位于足底部,屈足卷趾时足心最凹陷中。

🖐 取穴

足底第二、三趾趾缝纹头端与足跟连线的前 1/3 与后 2/3 交点处凹陷即为该穴。

👅 应用

按摩: 双手按摩或屈指点压该穴位,每次按摩 50~100 下。

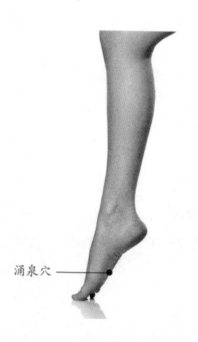

涌泉穴 ——

配伍治病
涌泉穴 + 水沟穴 + 内关穴: 可治昏厥
涌泉穴 + 水沟穴 + 照海穴: 可治癫痫
涌泉穴 + 前顶穴 + 印堂穴 + 神门穴: 可治小儿惊厥
涌泉穴 + 太溪穴 + 照海穴 + 鱼际穴: 可治咽喉肿痛

照海穴

　　照，照射；海，大水。照海穴是指肾经的经水在该处蒸发。此穴是八脉交会穴，通阴跷脉，具有吸热生气、滋肾清热的功效。照海穴属足少阴肾经，按摩此穴位，对外感风热及肺胃内热引起的咽喉肿痛和嗓子疼有良好的治疗效果，此外，还可以治疗月经不调、神经衰弱、尿道炎等疾病。

📍位置

照海穴位于足内侧，内踝尖下方凹陷处。

取穴

采用正坐或仰卧姿势，足内踝尖下端凹陷处即为该穴。

应用

按摩：以中指点穴，配以揉、擦手法，反复进行按摩，时长为 10~15 分钟。

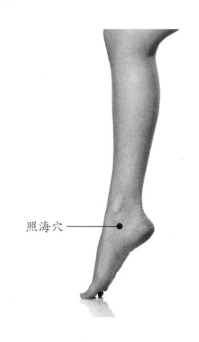

照海穴

配伍治病

照海穴 + 列缺穴 + 天突穴 + 廉泉穴 + 太冲穴：可治咽喉肿痛

照海穴 + 神门穴 + 风池穴 + 三阴交穴：可治失眠

照海穴 + 中极穴 + 三阴交穴：可治痛经、赤白带下

照海穴 + 肾俞穴 + 关元穴 + 三阴交穴：可治月经不调

裂纹舌，舌苔干

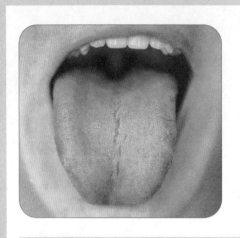

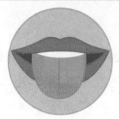

舌象表现

》》舌体有裂纹，舌色较红，舌苔略厚且较为干燥。

常见病症

》》此舌象大多是由风痰上扰，久之损伤阴津引起的，可见形体瘦弱、眩晕、头部沉重、颈项僵硬不适、口渴欲饮等症。

对症治疗

》》治疗应以化痰生津、平肝熄风为原则，可选用菊花、钩藤、麦冬、栝楼、生地黄、川贝、羚羊角等具有清热、散风、化痰、滋阴等功效的中药。

特效穴位

》》肝俞穴、风池穴、脾俞穴、肾俞穴。

日常养护

》》可用菊花、麦冬、桑葚等泡茶饮用，可祛风清热、滋阴生津；忌食温热燥烈食物；避免过度疲劳，注意劳逸结合；保持情绪稳定、心态平和。

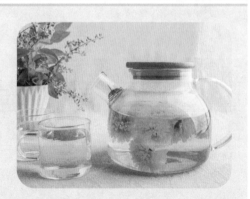

阴虚体质者的舌象及对症调养

舌质红，舌少苔

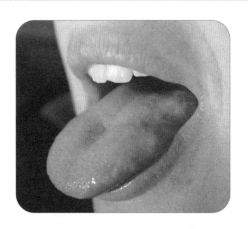

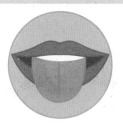

舌象表现

》》舌质红，舌苔较少，舌体瘦小，舌乳头较明显。

常见病症

》》此舌象提示肝肾阴虚，大多是由阴液亏虚，渐以化热，虚热内扰引起的，可见双目干涩、头晕目眩、咽干舌燥、腰膝酸软、失眠多梦等症。

对症治疗

》》治疗应以滋补肝肾、清热明目为原则，可选择枸杞子、菟丝子、桑葚、菊花、女贞子、熟地黄等具有滋肾、补肝、明目、润肺等功效的中药。

特效穴位

》》太阳穴、印堂穴、肾俞穴、肝俞穴、四白穴、太冲穴。

日常养护

》》宜吃富含维生素、蛋白质及钙质的食物，如新鲜蔬菜、蛋奶及兔肉、鸭肉等；多喝水，少喝饮料及酒品；注意用眼卫生，保护视力，防止眼疲劳。

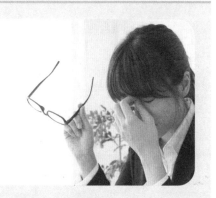

舌红少津，舌苔少

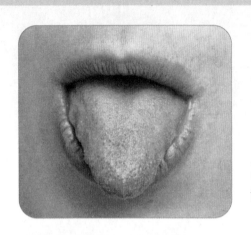

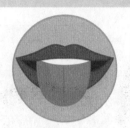

舌象表现

》》舌质红，舌面缺少津液，舌体瘦薄，舌苔较少。

常见病症

》》此舌象大多是由体内阴虚阳亢，内热化火，灼伤阴液引起的，可见头晕、心烦、心悸、咽干、失眠、潮热、大便秘结、小便短赤等症。

对症治疗

》》治疗应以养阴清热、育阴泻火为原则，可选择黄连、黄芩、白芍、莲子心、竹叶、麦冬、生地黄、玉竹等具有滋阴清热、泻火解毒等功效的中药。

特效穴位

》》心俞穴、内关穴、太溪穴、通里穴。

日常养护

》》宜食芝麻、糯米、奶类、鱼类、甘蔗等清淡食物；忌吃葱、姜、蒜等辛味调料；夏季注意避暑；戒除烟酒，防止热毒伤阴；忌洗桑拿；遇事要冷静。

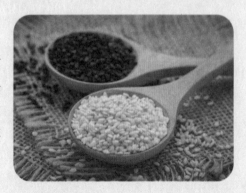

舌淡红，镜面舌

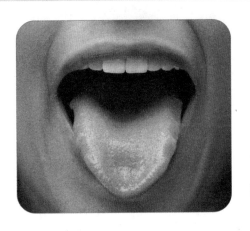

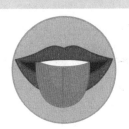

舌象表现

》》舌质淡红，舌面较干且无苔，光滑如镜面。

常见病症

》》此舌象常见于慢性消耗性疾病，大多是由热在气分，使汗出不透，继而伤及气阴引起的，可见精神萎靡、口渴咽干、面色苍白等症。

对症治疗

》》治疗应以固本培元、滋阴生津为原则，可选择黄芪、五味子、麦冬、沙参、半枝莲、胆南星、白花蛇舌草等具有补气固表、清热养阴等功效的中药。

特效穴位

》》肺俞穴、太渊穴、命门穴、尺泽穴、脾俞穴。

日常养护

》》宜食杂粮、豆制品、蛋奶类、鱼类等具有益气生津作用的食物；秋天天气干燥，注意保护好肺部，预防上呼吸道感染；合理安排工作和生活起居。

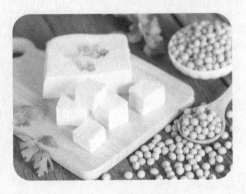

舌鲜红，地图舌

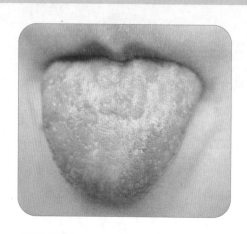

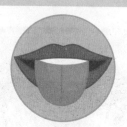

舌象表现

》》舌质鲜红，舌体瘦薄，舌苔分布不均，部分脱落，像地图一样。

常见病症

》》此舌象表示胃阴亏虚，是由阴虚而生内热，继而灼伤津液引起的，可见五心烦热、面色萎黄、胸闷气短、胃部灼痛、大便干燥等症。

对症治疗

》》治疗应以养胃生津、滋阴清热为原则，可选择枸杞子、麦冬、菊花、牡丹皮、百合、五味子、熟地黄、知母等具有清热凉血、养阴生津等功效的中药。

特效穴位

》》三阴交穴、关元穴、合谷穴、间使穴、天井穴。

日常养护

》》饮食以清淡、易消化且富有营养为佳；保证居室环境空气流通、阳光充足；天气转凉时注意增加衣物，避免寒邪入侵，患上感冒；注意休息。

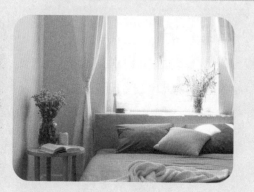

碎裂舌，黄厚苔

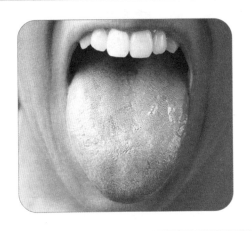

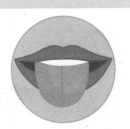

舌象表现

》》舌质红，舌面有裂纹，中部舌苔黄且厚。

常见病症

》》此舌象大多是由阴液亏虚、脾失健运、痰湿生热、痰热阻滞引起的，可见头痛眩晕、心烦易怒、痰多而黏、腹胀、便秘等症。

对症治疗

》》治疗应以健脾养阴、熄风化痰为原则，可选择大黄、枳实、黄芩、桃仁、竹茹、霜桑叶、麦冬等具有泻热、滋阴、生津、祛风等功效的中药。

特效穴位

》》水沟穴、太冲穴、劳宫穴、丰隆穴、脾俞穴。

日常养护

》》宜食清淡易消化的食物，可多吃蔬菜水果；忌食动风、辛辣刺激食物；保持心情舒畅；养成作息规律、起居有常的习惯；避免操劳过度；忌饮酒。

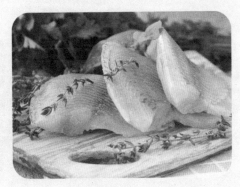

舌瘦红，苔薄白

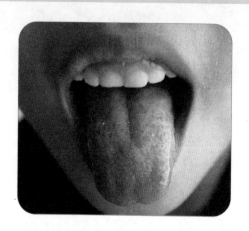

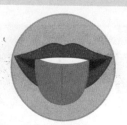

舌象表现

》》舌质偏红，舌体瘦小，舌苔薄且颜色白。

常见病症

》》此舌象大多是由肝肾阴虚、瘀血热毒内蕴引起的，可见头晕目眩、双眼干涩、体倦无力、烦热、口干、便秘等症。

对症治疗

》》治疗应以滋阴生津、清热化瘀为原则，可选择黄芩、牡丹皮、生地黄、熟地黄、赤芍、黄檗、知母等具有养阴、活血、解毒等功效的中药。

特效穴位

》》肝俞穴、肾俞穴、三阴交穴、中极穴、关元穴。

日常养护

》》宜食具有活血、滋阴作用的食物，如红枣、阿胶、银耳、黑木耳等；学会给自己减压，避免精神紧张；养成良好的运动习惯，坚持锻炼身体。

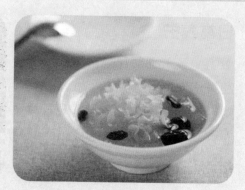

裂纹舌，舌少苔

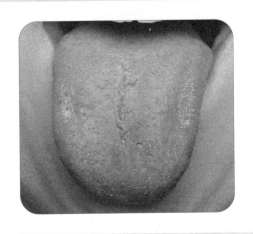

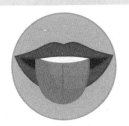

舌象表现

》》舌质嫩且颜色较浅，舌体胖大，舌面有裂纹。

常见病症

》》此舌象大多是由肝肾阴虚、气血不足引起的，如果兼有薄白、滑腻舌苔，则表明有水液停聚证，可见乏力、自汗、心悸、耳鸣、腰膝酸痛等症。

对症治疗

》》治疗应以补肝滋肾、益气养血为原则，可选择茯苓、三七、五味子、熟地黄、女贞子、枸杞子、菟丝子等具有补益肝肾、滋阴补血等功效的中药。

特效穴位

》》肾俞穴、脾俞穴、照海穴、气海俞穴、外关穴。

日常养护

》》饮食要少油、少盐、少糖，且不吃辛辣食物，否则会导致肝阳上亢；宜食山药和粳米熬煮而成的粥；适量运动可补气血，爬山是不错的选择。

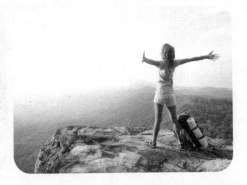

舌暗红，苔薄腻

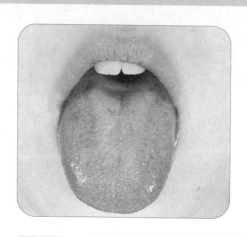

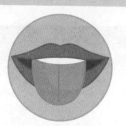

舌象表现

》》舌质颜色深，呈暗红色，舌体胖大，舌苔黄且薄腻。

常见病症

》》此舌象大多是由阴液亏虚、热气旺盛引起的，可见两颊红赤、五心烦热、形体瘦弱、头晕、盗汗、睡眠质量差、大便燥结等症。

对症治疗

》》治疗应以滋阴、补气、降火为原则，可选择蒲公英、紫苏、款冬花、鱼腥草、桔梗、当归、防风、苦参等具有养阴、清热、祛湿等功效的中药。

特效穴位

》》风池穴、尺泽穴、廉泉穴、合谷穴、膻中穴。

日常养护

》》宜食百合、银耳、桑葚、豇豆、鸽肉、猪蹄等食物；食疗可选银耳雪梨汤、枸杞菊花茶、老鸭汤等；避免在高温下工作及劳动强度过大。

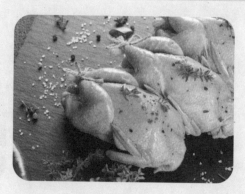

舌鲜红，舌少苔

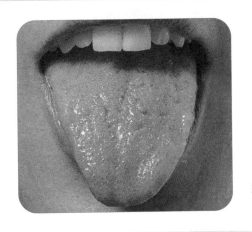

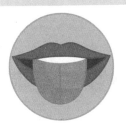

舌象表现

》》舌质鲜红，舌体较瘦，舌苔少，舌尖有瘀点。

常见病症

》》此舌象大多是由肾阴亏虚，累及心肾，致心火旺盛引起的，可见心悸不安、头晕目眩、失眠多梦、耳鸣、烦躁、咽干舌燥等症。

对症治疗

》》治疗应以补肾阴、降心火为原则，可选择玄参、茯神、天冬、麦冬、远志、酸枣仁、五味子、丹参、桔梗等具有滋阴降火、清热生津等功效的中药。

特效穴位

》》肾俞穴、心俞穴、内关穴、太溪穴、阴郄穴。

日常养护

》》饮食避免肥甘厚味及燥热辛辣之物；运动以微微出汗为佳，并要及时补充水分；可以通过练习书法、欣赏音乐等方式来舒缓情绪。

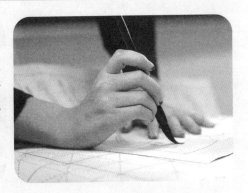

裂纹舌，红绛舌

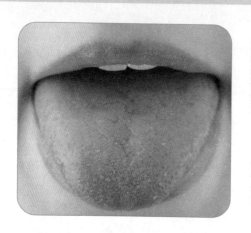

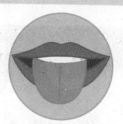

舌象表现

》》舌质红绛，舌苔较少，舌面有裂纹。

常见病症

》》此舌象大多是由体内长期阴虚火旺，致使津液亏损，舌失濡养引起的，可见心烦气躁、喜吃冷饮、失眠多梦、记忆力下降等症。

对症治疗

》》治疗应以滋阴生津、清热降火为原则，可选择麦冬、党参、天冬、半枝莲、半夏、延胡索等具有养阴生津、健脾益肺、清热凉血等功效的中药。

特效穴位

》》膈俞穴、脾俞穴、三阴交穴、胃俞穴、足三里穴。

日常养护

》》宜食蜂蜜、鸡蛋、牛奶、玉米、白菜、豆腐、黄瓜、燕窝、干贝、甲鱼、蛤蜊等；忌食熏烤、煎炸、生冷食物；宜静养，保证睡眠质量和时间。

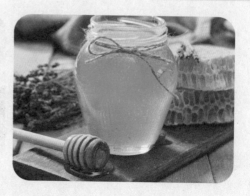

舌淡红，舌干少津

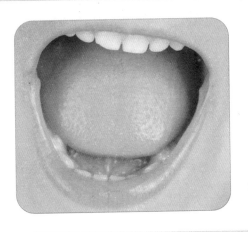

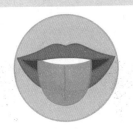

舌象表现

》》舌质淡红，舌面缺少津液，干而光滑，如镜面。

常见病症

》》此舌象大多是由肺脏气阴两虚引起的，可见精神不振、少气懒言、口渴欲饮、身体倦怠、干咳无力、声低或音哑、气短而促等症。

对症治疗

》》治疗应以滋阴补肺、益气生津为原则，可选择麦冬、半枝莲、五味子、山豆根、沙参、胆南星、黄芪等具有养阴、化痰、补气等功效的中药。

特效穴位

》》肺俞穴、足三里穴、太渊穴、脾俞穴、尺泽穴。

日常养护

》》宜食具有润肺作用的食物，如枇杷、雪梨、甘蔗、柚子等；注意防秋燥，避免引起咳嗽；不要劳累，避免气喘发作；保护好皮肤，防止干燥。

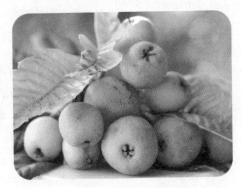

裂纹舌，苔白腻

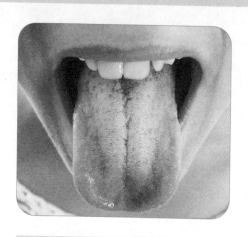

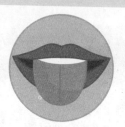

舌象表现

》》舌质暗红，舌苔厚且白腻，舌体中间有裂纹，舌两边有齿痕。

常见病症

》》此舌象提示为肝脾不和证，大多是由肝失疏泄、脾失健运引起的，可见烦躁抑郁、失眠多梦、食少纳呆、脘腹胀闷、胁肋胀痛等症。

对症治疗

》》治疗应以疏肝健脾、解郁安神为原则，可选用白术、茯苓、白芍、木香、砂仁、陈皮、山药、防风、甘草等具有补脾、柔肝、理气等功效的中药。

特效穴位

》》脾俞穴、期门穴、中脘穴、公孙穴、下脘穴。

日常养护

》》宜食薏苡仁、芡实、山药、绿豆、红枣、白萝卜等；怒伤肝、思伤脾，因此要避免生气动怒、忧思过度；少做体力工作，避免劳倦太过。

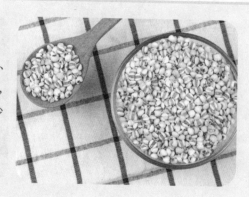

地图舌，舌质红

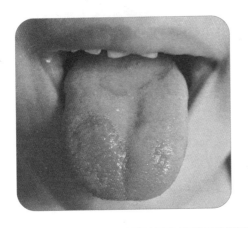

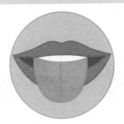

舌象表现

》》舌质颜色偏红，两侧舌面上有瘀点，舌苔剥落呈地图样。

常见病症

》》此舌象大多是由体内阴津亏虚，使胃主受纳的功能受损引起的，可见饮食减少、吞咽不利、干呕、口唇干燥、大便干结等症。

对症治疗

》》治疗应以养阴益胃、清热生津为原则，可选择荷叶、玉竹、黄精、佛手、麦冬、知母、百合、党参等具有养胃生津、滋阴清热等功效的中药。

特效穴位

》》间使穴、三阴交穴、合谷穴、足三里穴、天井穴。

日常养护

》》宜食富含维生素的食物，如西蓝花、莴笋、卷心菜、鸡蛋、小米等；饮食应保证营养全面，不要偏食、挑食；勤漱口、勤刷牙，牙刷以软毛为佳。

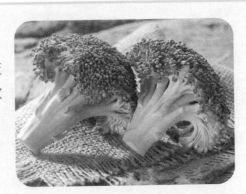

舌质红，镜面舌

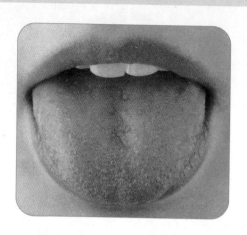

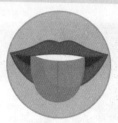

舌象表现

》》舌质偏红，舌体瘦薄，舌面少苔，光滑如镜，上有裂纹。

常见病症

》》此舌象大多是由阴虚日久，促生内火，灼伤胃阴引起的，可见食欲减退、胃部隐痛、口唇干燥、干呕、吞咽不利、大便干结等症。

对症治疗

》》治疗应以养胃滋阴、清热去火为原则，可选用麦冬、党参、黄精、玉竹、荷叶、石斛、柴胡、扁豆等具有滋养胃阴、生津养阴等功效的中药。

特效穴位

》》中脘穴、三阴交穴、内关穴、太溪穴、足三里穴。

日常养护

》》宜食小麦、乌梅、苹果、猪肉等；忌食羊肉、狗肉、韭菜、荔枝、肉桂、干姜、辣椒等；避免饮食不节，保护好胃部；防止胃部受燥邪、风邪侵袭。

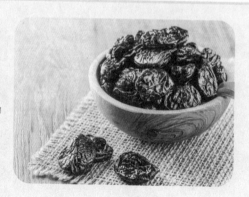

舌质红，苔黄薄

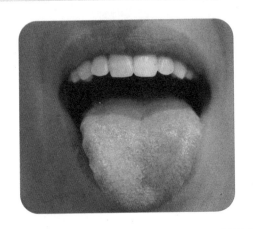

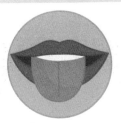

舌象表现

》》舌质红，舌苔较薄，颜色为黄色，舌苔两边颜色较深。

常见病症

》》此舌象大多是由阴液不足，内热化火，肝胃火盛引起的，可见头痛目赤、口苦、易怒、胁痛、牙龈肿痛、烦热口渴、便秘等症。

对症治疗

》》治疗应以泻肝火、清胃热为原则，可选用黄连、吴茱萸、诃子、当归、羌活、防风、黄芩、菊花、连翘等具有清热、滋阴、理气等功效的中药。

特效穴位

》》胃俞穴、肝俞穴、太冲穴、大椎穴、内关穴。

日常养护

》》宜食苦瓜、茭白、茄子、莴笋、芹菜、柚子、荸荠等清热效果良好的蔬果；食疗可选绿豆汤、菊花粥、川贝梨水等；遇事冷静，不急躁。

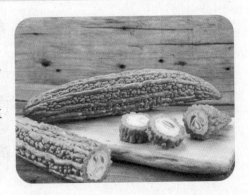

舌质红，有糙苔

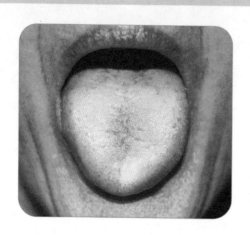

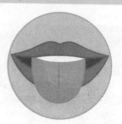

舌象表现

》舌质较红，舌苔白且厚腻、粗糙，舌面有裂纹，舌两边有齿痕。

常见病症

》此舌象大多是由脾肾阴虚、内热火盛引起的，可见腰膝酸软无力、头晕耳鸣、神疲困倦、咽干口燥、夜间尿频、大便溏泄或干结等症。

对症治疗

》治疗应以滋养脾阴、补益肾水为原则，可选用麦冬、玉竹、沙参、火麻仁、茯苓、生地黄、泽泻、牡丹皮等具有健脾补肾、清热滋阴等功效的中药。

特效穴位

》肾俞穴、脾俞穴、气海俞穴、阴陵泉穴、三阴交穴。

日常养护

》食疗可选山药粥、莲子粉粥、桑葚糖水等；宜食木瓜、去心莲子肉、黑豆、海带、乌鸡等；经常活动腰部；丰富业余生活，不要过度用脑。

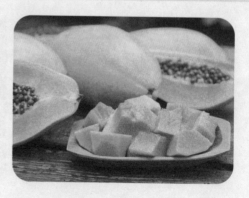

裂纹舌，苔黄腻

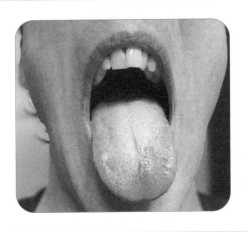

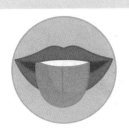

舌象表现

》》舌质较红，舌面有裂纹，舌体后部有黄腻厚苔。

常见病症

》》此舌象大多是由肝肾阴虚、气血瘀阻引起的，可见视物昏花、双眼干涩、肢体麻木、五心烦热、腰膝酸痛、口舌干燥、大便秘结等症。

对症治疗

》》治疗应以益肾养肝、补血益气为原则，可选择枸杞子、菊花、当归、茯苓、川芎、赤芍、鸡血藤等具有滋阴补肾、养肝补血、益气生津等功效的中药。

特效穴位

》》合谷穴、风池穴、风府穴、天柱穴、大椎穴。

日常养护

》》食疗可选归芪炖鸡、银耳木耳汤、山药老鸭汤；可经常按摩腿部的曲泉穴；忌服大补类药材；适量活动身体，促进血液循环和消化吸收。

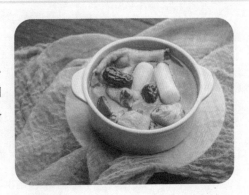

舌淡红，苔白腻，有裂纹

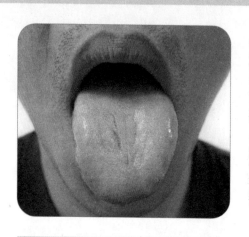

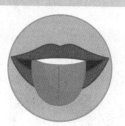

舌象表现

》》舌质淡红，舌苔白且厚腻，舌面有裂纹。

常见病症

》》此舌象大多是由肝肾亏损、精血不足引起的，可见面色苍白无华、失眠健忘、多梦易惊、眩晕耳鸣、腰酸疲软、眼干眼花等症。

对症治疗

》》治疗应以补肾精、养肝血为原则，可选用牛膝、熟地黄、知母、黄檗、狗脊、杜仲、淫羊藿、补骨脂等具有补益肝肾、养血益精等功效的中药。

特效穴位

》》肝俞穴、肾俞穴、三阴交穴、阳陵泉穴、合谷穴。

日常养护

》》食疗可选海参粥、红枣鸽蛋汤等；宜食板栗、鲈鱼、牡蛎、鸽肉等；忌食洋葱、芥菜、莼菜等；可针灸气海穴、三阴交穴、肝俞穴、肾俞穴。

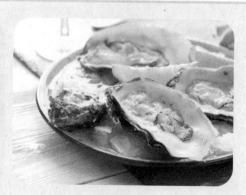

舌深红，苔偏薄

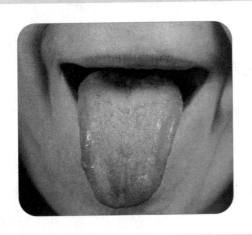

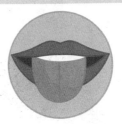

舌象表现

》》舌质深红，舌面津少，较干，舌苔较薄。

常见病症

》》此舌象大多是由肺肾阴虚、内火旺盛、血瘀痰阻引起的，可见舌咽干燥、口苦、干咳少痰、多梦、小便短赤、大便燥结等症。

对症治疗

》》治疗应以滋阴、润肺、益肾为原则，可选择贝母、当归、百合、生地黄、熟地黄、玄参、桔梗、赤芍、甘草等具有清肺热、补肾阴等功效的中药。

特效穴位

》》合谷穴、天突穴、关元穴、风门穴、风池穴。

日常养护

》》饮食宜清淡、有营养；养成良好的作息习惯，避免熬夜伤神；休闲时可外出游山玩水、看看风景，以愉悦身心；坚持锻炼身体，增强呼吸系统功能。

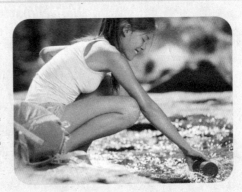

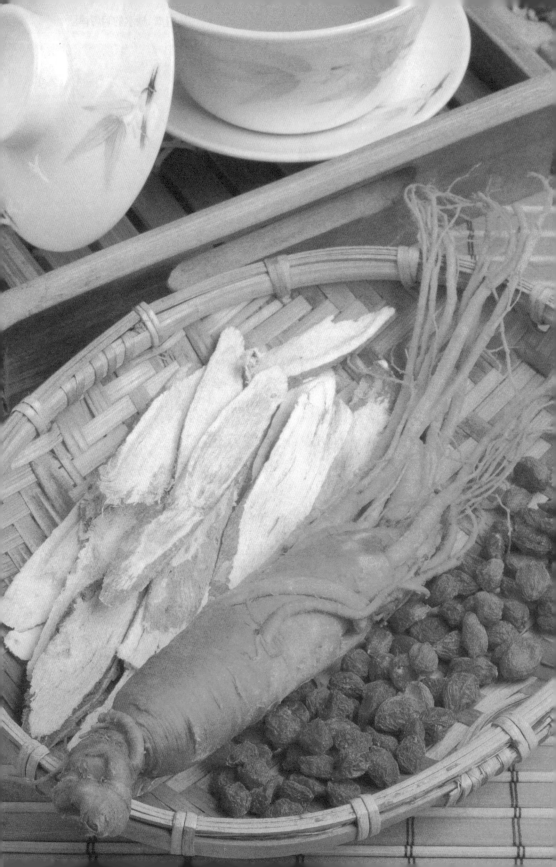

第六章
抑郁的气郁体质

气郁体质，是指长期情志不舒，使气机郁结，当升不升、当降不降、当变化不变化的一种体质。气郁体质多见于中青年，尤其以女性居多。气郁体质者容易患有肝脏疾病，兼见心、胃、大肠、小肠等脏腑疾病。

气郁体质者的表现

气郁体质的形成有先天和后天两种。先天因素是指从父母处遗传而来。后天因素主要包括长期处于忧郁、思虑状态致使脏腑失调；不良生活习惯，如经常熬夜、缺乏运动、久坐使气机不畅；突发精神刺激或压力过大，无法自我调整情绪；久病不愈或病情迁延致气机阻滞等。气郁体质者常有以下几种表现。

形体消瘦

气郁体质者敏感多疑，容易思虑过度，神经经常处于紧绷状态，气机郁结，因此身体的内在消耗很大。另外，气郁体质者的肠胃功能也多有受损，消化能力较差，常有胃脘胀痛、泛吐酸水、呃逆嗳气等症，因此食欲相对低下。以上两种因素导致气郁体质的人多四肢纤细，身体干瘦、虚弱。

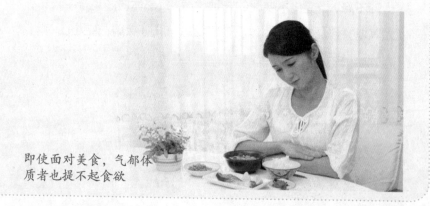

即使面对美食，气郁体质者也提不起食欲

适应能力差

气郁体质者的自我情绪调节能力较差，因此，面对问题很容易出现烦躁、恼怒的情绪。他们多情感脆弱，对精神刺激的承受能力很低。除此之外，气郁体质者还不喜欢变化，对环境的适应能力较差，生活环境或工作环境的改变对他们的影响都会很大。

神情抑郁

　　气郁体质的人经常处于情绪低落状态，整日唉声叹气、忧心忡忡、闷闷不乐，稍微遇到不如意之事就愁容满面。很少有事情能使气郁体质者感到开心，他们对周围的人和事都提不起兴趣，也不喜欢运动或与他人交往，总是一副郁郁寡欢的样子。

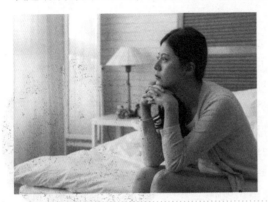

气郁体质者看起来总是不开心

睡眠不佳

　　气郁体质者的睡眠质量也很差，一是表现为入睡困难，二是表现为睡眠较浅，易惊醒。这是因为他们总是思虑过度，即使身体已经很疲惫了，仍无法停止胡思乱想，从而难以入睡。加上对声音较为敏感，一点声音都可能惊醒他们，甚至造成失眠。另外，由于体内气机运行不畅，气郁体质者常有胀闷或胀痛之感，如胸闷不适、乳房胀痛、腹部胀满等，这也在一定程度上影响了睡眠。

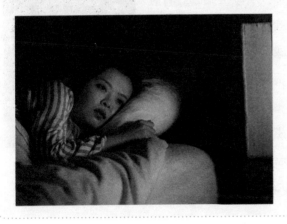

气郁体质者常常会失眠

气郁体质者的养护

气郁体质的人可以从以下几个方面进行调理养护。

饮食

气郁体质的人平时可多吃一些具有行气作用的食物，如山楂、柑橘、橙子、佛手、刀豆、白萝卜、苦瓜、洋葱、黄花菜、海带、莲藕、紫苏、荞麦、高粱、猪瘦肉、乳制品、豆制品、深海鱼肉等。另外，为了抒发情志，使体内气机运行顺畅，还可以多吃一些能够疏肝解郁、养心安神的食物，如可用百合、莲子、红枣等煮粥食用，或者用菊花、酸枣仁、龙眼肉、乌梅、玫瑰花、桂花等煎煮、泡茶饮用。

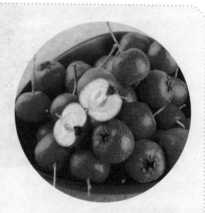

山楂可行气散瘀、消食健胃

运动

运动可以调节体内气机和气血运行，使其畅通，从而舒畅情志，所以气郁体质者应积极参加各种户外活动，坚持体育锻炼。跑步、打网球、打羽毛球、登山、做瑜伽等都是很好的选择，可以调畅气血、增强体质。多参加一些集体活动，既可以转移注意力，降低对低落情绪的关注，又可以增加和他人交流的机会。此外，还可以外出旅游，呼吸新鲜空气，调节精神状态。

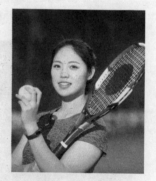

运动可缓解血瘀症状

起居

　　气郁体质者无论是精神还是心理都较为敏感，因此良好的生活环境对他们来说非常重要。首先，要保证居室环境安静，避免大量的嘈杂噪音。这样既可以减少对气郁体质者的精神刺激，又可以为他们营造一个良好的睡眠环境。另外，还要保持居室环境干净卫生、空气流通，可以摆放一些绿色植物。气郁体质者比较不适应阴雨天气，可以通过欣赏欢快轻松的音乐或观看喜剧影视来缓解。天气好的时候，气郁体质者可以多晒晒太阳。

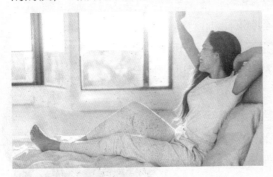

良好的居室环境可以
平复情绪

方剂

　　柴胡疏肝散：柴胡、陈皮（醋炒）各6克，香附、川芎、芍药、枳壳（麸炒）各4.5克，甘草（炙）1.5克。将所有药材加水煎服，每日1剂。此方剂可疏肝解郁，行气止痛，主治肝气郁滞、胁肋疼痛。

　　半夏厚朴汤：半夏、茯苓各12克，生姜15克，厚朴9克，苏叶6克。将所有药材加水煎服，其中厚朴和苏叶煎煮前先用清水浸泡半小时，每日1剂。此方剂可行气散结、降逆化痰，主治梅核气。

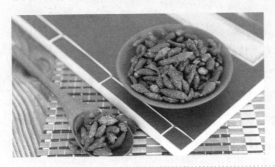

香附具有疏肝解郁、
理气宽中的功效

气郁体质者保养禁忌

气郁体质者在日常养护中，还需要注意以下几个方面，做到这些就可以更好地调理身体。

忌多饮浓茶、咖啡

气郁体质者常常感到郁闷，加上睡眠质量差，精神状态总是不佳。为了不影响工作、学习，他们往往会选择通过饮用浓茶、咖啡来提神。殊不知，这反而会加重其气郁症状。因为浓茶会稀释胃液，降低其消化食物的能力，从而产生消化不良、腹痛、腹胀等症状，影响进食，而咖啡中的咖啡因虽然能够使神经兴奋，但一旦停止饮用，则可出现易怒、头痛等症。另外，若睡觉前饮用浓茶、咖啡，则会显著影响睡眠。长期以往，必然会使气郁体质者的各种不适症状加重。

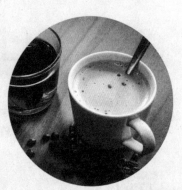

长期过多饮用浓茶和咖啡，还可能引发神经衰弱

忌离群索居

有些气郁体质者自视清高，对不合理的事情总是义愤填膺，也不愿意和那些与自己对事物有不同见解的人交往。他们总是独来独往，几乎从来不参加集体活动，时间长了，就会很容易被贴上"不合群"的标签。就算遇到麻烦，气郁体质者也不愿意求助他人，心情不好时，也没人可以倾诉。这样一来，不良情绪长久得不到发泄，就会郁积在心，气郁体质者也会变得更加孤独而郁郁寡欢。

忌烦躁动怒

　　人体各脏腑功能在很大程度上要依靠气的升降出入来维持，而肝的疏泄则是保证气机升降出入的关键因素。另外，肝喜条达而恶抑郁，如果经常烦躁动怒，时间长了就会导致肝气郁结，气机郁滞。反之，肝的疏泄功能失调就会引起气机紊乱，继而导致郁气滞留在血液之中，引发抑郁情绪。这样就形成了恶性循环。

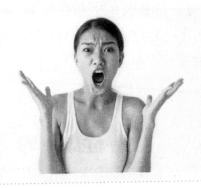

心烦易怒会加重气郁症状

忌多看悲情影视剧

　　气郁体质的人情感脆弱，很容易受到外界影响。在观看悲情影视剧时，他们很容易发生共情，剧中人物悲伤哭泣，自己就跟着悲伤哭泣。这样，他们的心情和情绪总是随着剧中人物发生起伏，久而久之，心中就会增添更多的郁闷而抒发不出，这无疑会加重其气郁症状。

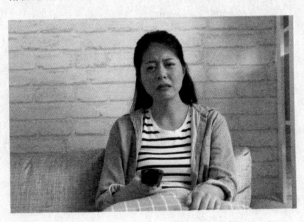

气郁体质者应少看
悲剧性影视剧

气郁体质者的膳食调理

玫瑰红枣菊花茶

玫瑰性温，味甘、微苦，具有活血止痛、理气解郁、行气舒肝的功效；红枣可以养血安神、补虚益气，具有消除疲乏、保护肝脏的功效；菊花可以平肝明目，清热散火；枸杞性平，味甘，可以养肝明目、补肾益精。这些在一起泡茶饮用，可以疏解郁气，保护肝脏，健脾安神，适合气郁寡欢者食用。

材料

玫瑰 5~7 朵，红枣 2~3 颗，菊花 5~7 朵，枸杞 10 颗左右，冰糖少许。

做法

1. 将玫瑰、菊花、红枣、枸杞清洗干净，红枣去核、切片。
2. 将其放入杯中，倒入 500 毫升沸水。
3. 冲泡 15 分钟左右即可饮用，可适量加入冰糖。

健康叮咛

体虚者、胃寒者、孕妇等不适合饮用此茶。

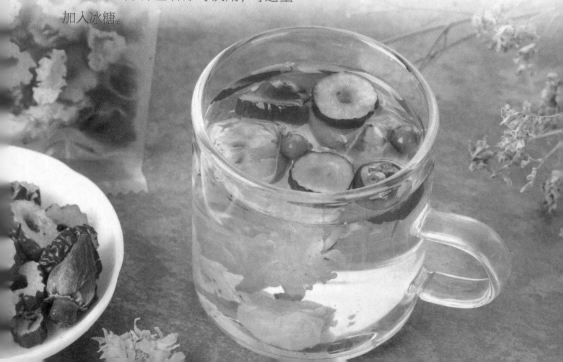

香菇萝卜瘦肉汤

　　香菇可以促进人体钙的吸收，增强抵抗力；白萝卜性凉，味辛、甘，具有顺气化痰、开胃健脾、清热生津的功效；瘦肉具有较高的蛋白质。这三者一起熬汤可以消食化滞，通气调血，减少郁滞。

材料

猪瘦肉 200 克，白萝卜半块，香菇 30 克，生姜 1 块，盐适量。

做法

1. 将瘦肉切块，洗净后入锅焯去血水、浮沫。
2. 将香菇、白萝卜和生姜冲洗干净。生姜拍松，萝卜削皮切片。
3. 瓦煲内加入适量清水，材料全部放入。
4. 用大火煲至水开后，转小火煲 1.5 小时左右。
5. 放入少许盐调味即可出锅。

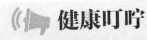

健康叮咛

　　脾胃虚寒、高血压、高脂血症、糖尿病患者不宜食用。

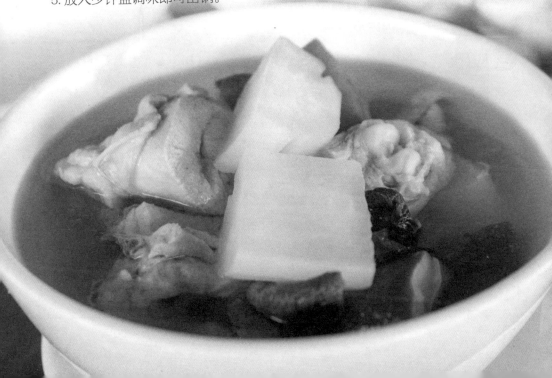

气郁体质者常用养生穴位

太冲穴

太冲穴是疏肝理气的要穴，可运行全身血气，具有平肝熄风、通络止痛的功效，对治疗中风、月经不调、下肢痉挛、黄疸等具有一定的效果。"太冲又为九针十二原之原穴，五脏禀受六腑水谷气味精华之冲惧，故曰太冲。"以针直刺该穴0.5~1.0寸可以降压，缓解青少年视力问题等。

📍 位置

太冲穴位于足背第一、二跖骨间，跖骨结合部前方凹陷处。

🖐 取穴

采用正坐垂足姿势，足背侧第一跖骨间隙后方凹陷处即为该穴。

👅 应用

按摩： 以拇指指腹按压该穴，时长为5~8分钟。

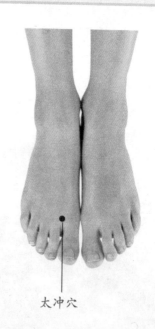

太冲穴

配伍治病
太冲穴 + 合谷穴 + 肝俞穴 + 胆俞穴：可治失眠
太冲穴 + 中封穴 + 五里穴：可治黄疸
太冲穴 + 肝俞穴 + 膈俞穴 + 太溪穴 + 血海穴：可治贫血
太冲穴 + 颊车穴 + 地仓穴 + 合谷穴 + 丝竹空穴：可治口眼㖞斜

期门穴

期门穴是肝经募穴，气血归入的门户，具有募集天之中部水湿风气的作用，可以治疗疟疾、腹胀、呕吐、胸胁胀痛等疾病。《黄帝内经》中记载，人体经络运行有着时间规律，除保持充足睡眠外，刺激按摩期门穴可以排出肝脏毒素，改善皮肤粗糙、脸色蜡黄，具有排毒养颜的功效。

位置

期门穴位于胸部第六肋间隙处前正中线旁开 4 寸。

取穴

采用仰卧姿势，胸部乳头直下，前正中线旁六横指处即为该穴。

应用

刺灸：斜刺或平刺 0.5~0.8 寸。
艾灸：以艾条灸 3~10 分钟，或以艾炷灸 3~5 壮。

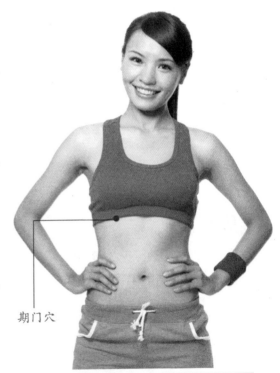

期门穴

配伍治病

期门穴 + 大敦穴：可治疝气
期门穴 + 阳陵泉穴 + 中封穴：可治黄疸
期门穴 + 肝俞穴 + 膈俞穴：可治胸胁胀痛
期门穴 + 肝俞穴 + 公孙穴 + 中脘穴 + 太冲穴 + 内关穴：可治呃逆、呕吐等

膻中穴

膻中穴位于胸腔，胸腔是宗气之海，因此此穴也被称为"上汽海"。"膻中者，臣使之官，喜乐出焉。"该穴位于心包所在处，是心主的宫殿，因此名为"膻中"。按摩此处可以缓解胸闷、心郁等症状。膻中穴位于胸部正中，是心包经经气和宗气聚集之处，具有止咳、活血、通络、理气等功效。

📍 位置

膻中穴位于胸部前正中线上，胸剑结合部。

取穴

胸部前正中线上，两乳头连线的中点即为该穴。

👅 应用

温灸：以扶阳罐温灸 3~5 分钟。
擦法：以拇指或手掌由上向下按擦，时长为 5~10 分钟。

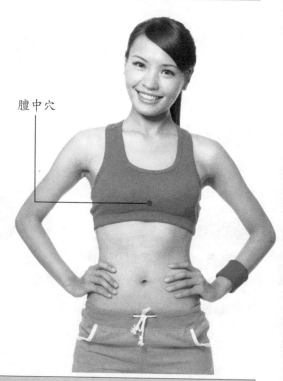

膻中穴

配伍治病

膻中穴 + 天突穴：可治哮喘
膻中穴 + 曲池穴 + 合谷：可治急性乳腺炎
膻中穴 + 肺俞穴 + 丰隆穴 + 内关穴：可治咳嗽痰喘
膻中穴 + 厥阴俞穴 + 内关穴：可治心烦、心悸

印堂穴

　　印堂穴位于前额部眉头中间，是膀胱经、胃经和任脉的交会之处，具有宁心安神、清头明目、通鼻开窍等功效，可以治疗失眠、健忘、鼻塞、鼻炎、结膜炎以及头晕等疾病。经常按摩该穴位可以预防感冒，还能刺激嗅觉细胞，让嗅觉变得更加灵敏。但该穴因有众多神经，不宜自行针灸。

📍 位置

印堂穴位于前额部，两眉头中间。

🖐 取穴

采用仰卧姿势，两眉头连线的中点与前正中线的交点即为该穴。

👅 应用

艾灸：以艾条悬灸 5~10 分钟。
按摩：以拇指、食指和中指的指腹点按该穴。

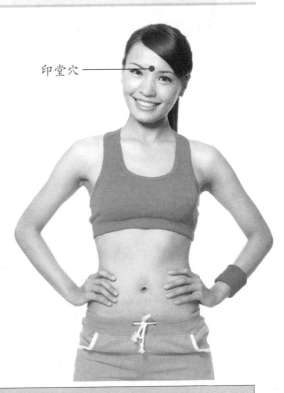

印堂穴

配伍治病

印堂穴 + 太阳穴 + 风池穴：可治头痛

印堂穴 + 丝竹空穴 + 头维穴：可治眩晕

印堂穴 + 迎香穴 + 合谷穴 + 风府穴 + 鱼际穴：可治鼻塞

印堂穴 + 攒竹穴 + 丝竹空穴 + 四白穴 + 太阳穴：可治目痛

舌暗淡，略胖大，苔薄腻

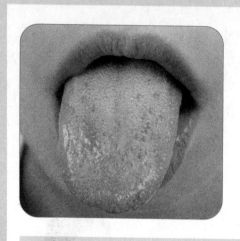

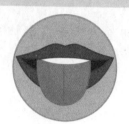

舌象表现

》》舌质颜色暗淡，舌体稍胖大，舌苔薄且腻。

常见病症

》》此舌象大多是由长期思虑过度，使肝郁结，气机不畅，累及脾脏，致其虚弱、水化不利引起的，可见烦躁不安、头晕、视力模糊等症。

对症治疗

》》治疗应以疏肝解郁、健脾补虚为原则，可选用香附、川芎、白芍、陈皮、柴胡、麦芽、山药、白术等具有疏肝理气、补脾虚等功效的中药。

特效穴位

》》水沟穴、内关穴、神门穴、太冲穴、中脘穴。

日常养护

》》宜食具有理气、补虚作用的食物，如白萝卜、山楂、金橘、白扁豆、薏苡仁等；忌吃甜腻、生冷及高脂肪食物；通过运动来调节情绪、放松心态。

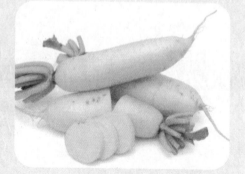

气郁体质者的舌象及对症调养

舌暗淡，舌胖大

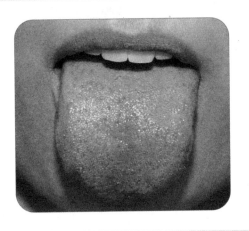

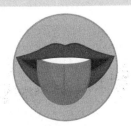

舌象表现

》》舌质暗淡，舌苔薄白，舌体胖大，舌两边有齿痕。

常见病症

》》此舌象大多是由长期精神压抑，致气机不顺，无法行血，血停而瘀引起的，可见胸胁满闷胀痛、性情压抑或急躁、痛经、闭经等症。

对症治疗

》》治疗应以行气止痛、活血化瘀为原则，可选择当归、桃仁、牛膝、红花、赤芍、柴胡、川芎、生地黄、桔梗等具有通气机、化瘀血等功效的中药。

特效穴位

》》血海穴、太冲穴、膻中穴、三阴交穴、期门穴。

日常养护

》》宜食韭菜、生姜、洋葱、大蒜、柑橘、糯米等；忌吃红薯、板栗、蚕豆、花生、蟹黄、巧克力等；不要久坐；衣服以宽松透气为佳；经常泡脚。

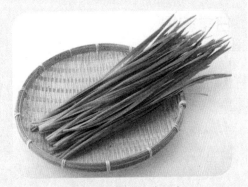

舌暗红，苔薄白

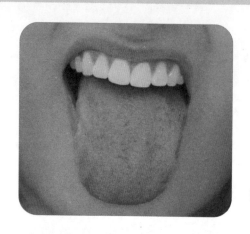

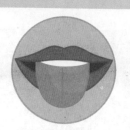

舌象表现

》》舌质暗红，舌苔薄白，舌面散布瘀点。

常见病症

》》此舌象大多是由情志不舒或精神刺激导致的肝气郁结、气滞血瘀引起的，可见脘腹胀闷、头痛身重、食滞纳呆、嗳气、口苦等症。

对症治疗

》》治疗应以疏肝理气、清热化瘀为原则，可选择陈皮、柴胡、枳壳、砂仁、厚朴、香附、益母草、泽兰等具有理气、活血、清热等功效的中药。

特效穴位

》》神门穴、中脘穴、肝俞穴、支沟穴、太冲穴。

日常养护

》》宜食具有理气、泻火等作用的食物，如佛手、香菜、苦瓜、芹菜、丝瓜等；秋冬季节注意保暖；多喝温开水；培养兴趣爱好，以舒缓压力、陶冶情操。

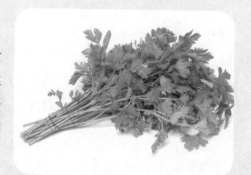

舌淡红，苔白腻

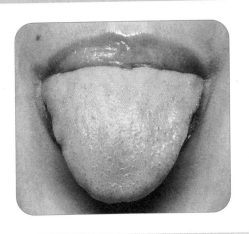

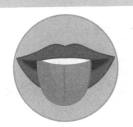

舌象表现

》》舌质淡红、稍暗，舌苔白腻且厚。

常见病症

》》此舌象大多是由气机郁滞，使肝的疏泄功能受损，继而导致水湿生痰、痰湿阻络引起的，可见胸闷胀满、恶心欲呕、头重眩晕、食欲低下等症。

对症治疗

》》治疗应以疏肝解郁、化痰祛湿为原则，可选用甘草、芍药、厚朴、苏叶、旋覆花、生姜、代赭石等具有行气开郁、降逆化痰等功效的中药。

特效穴位

》》神门穴、中脘穴、太冲穴、内关穴、足三里穴。

日常养护

》》可多食海带、冬瓜、绿豆、玉米、赤小豆、莴笋、葡萄、杏、鸡肉、牛肉等；避免胡思乱想，积极应对压力，防止忧思伤脾；坚持锻炼身体，可选快步走。

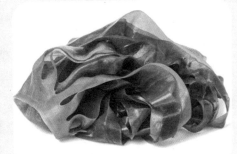

舌暗胖，舌苔腻

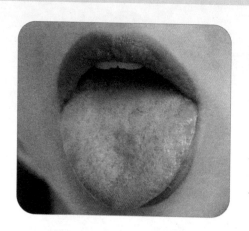

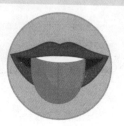

舌象表现

》》舌质颜色暗淡，舌体胖大，舌苔腻，舌两边有齿痕。

常见病症

》》此舌象大多是由气机不舒、肝失调达或脾虚运化失司，致水湿津液凝聚为痰，瘀结于内引起的，可见烦躁易怒、肠胃不适、不思饮食等症。

对症治疗

》》治疗应以理气解郁、化痰散结为原则，可选用玄参、牡蛎、柴胡、川贝母、半枝莲、夏枯草、射干等具有疏肝行气、祛湿化痰等功效的中药。

特效穴位

》》足三里穴、颊车穴、丰隆穴、地仓穴。

日常养护

》》食疗可选砂仁鲫鱼汤、山药薏米莲子粥等；饮食应保证营养充足，以提高身体抗病能力；避免精神刺激；多进行户外活动，呼吸新鲜空气。

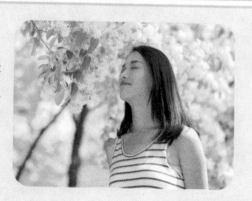

舌色暗，苔薄腻

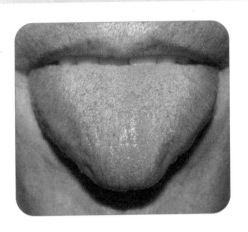

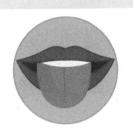

舌象表现

>>> 舌质暗淡，舌体胖大，舌苔薄腻。

常见病症

>>> 此舌象大多是由肝失疏泄、气机郁滞，累及脾脏，使之运化失司引起的，可见神疲乏力、四肢倦怠、心烦气躁、头昏脑涨等症。

对症治疗

>>> 治疗应以疏肝健脾、行气解郁为

原则，可选择白芍、防风、木香、山药、陈皮、甘草、砂仁、附子、白术等具有养肝、理气、补脾等功效的中药。

特效穴位

>>> 膻中穴、阴陵泉穴、期门穴、太白穴。

日常养护

>>> 宜食莲藕、红枣、山药、薏苡仁、白萝卜、乌梅等食物；可用金银花、玫瑰花、菊花、决明子、麦冬泡茶饮用；注意头部、腰部及腹部的保暖。

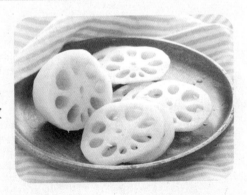

舌胖大，苔厚腻，有裂纹

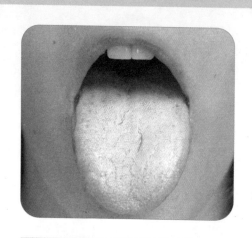

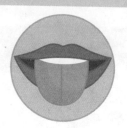

舌象表现

》舌体胖大，舌苔较为厚腻，舌面上有裂纹。

常见病症

》此舌象大多是由肝失疏泄、脾失健运，以致气滞湿阻引起的，可见胸胁脘腹胀闷、烦躁易怒、心慌气短、头晕头痛、恶心欲呕等症。

对症治疗

》治疗应以疏肝理气、健脾祛湿为原则，可选择郁金、枳壳、元胡、陈皮、柴胡、白芍、香附、枸杞子、砂仁等具有行气、燥湿等功效的中药。

特效穴位

》太冲穴、百会穴、大椎穴、风池穴、合谷穴。

日常养护

》宜食茼蒿、芹菜、西红柿、黄豆芽、木瓜、山楂、葡萄、橙子等食物；忌食燥烈、辛辣、生冷、油腻的食物；保持乐观、豁达、积极向上的心态。

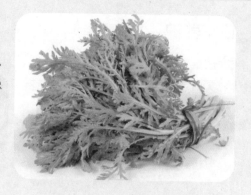

舌暗淡，苔厚腻水滑

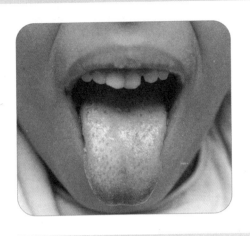

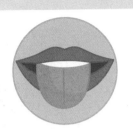

舌象表现

》》舌质暗淡，舌体胖大，舌苔厚腻，舌面水滑。

常见病症

》》此舌象大多是由气机不畅、水湿不化，使痰湿郁结、阻络体内引起的，可见胸胁胀痛、嗳气不舒、食少纳呆、心烦口苦等症。

对症治疗

》》治疗应以行气化痰、祛湿通络为原则，可选择胆南星、橘皮、半夏、川芎、郁金、柴胡、茯苓等具有化痰散结、祛湿理气等功效的中药。

特效穴位

》》膻中穴、中脘穴、丰隆穴、阴陵泉穴。

日常养护

》》多食对气滞、痰湿有治疗效果的食物，如黄花菜、茴香、荸荠、海蜇、紫菜等；阴雨天气避免湿邪入侵；衣物被褥以透气性好的棉、麻、丝为佳。

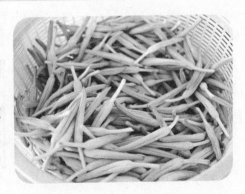

舌暗红，舌尖红

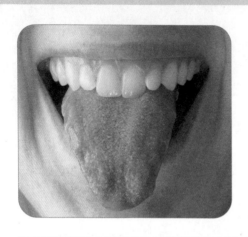

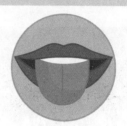

舌象表现

》》舌质暗红，舌尖鲜红，舌底脉络有瘀滞。

常见病症

》》此舌象大多是由肝气郁结，使肾脾功能失调、心火旺盛引起的，可见精神不振、神情抑郁、睡眠质量差、没有胃口等症。

对症治疗

》》治疗应以理气、补肝、滋肾、健脾、养心为原则，可选陈皮、柴胡、甘草、白术、土茯苓、百合等具有疏肝气、补脾肾、去心火等功效的中药。

特效穴位

》》肝俞穴、心俞穴、三阴交穴、肾俞穴、太冲穴。

日常养护

》》宜食荔枝、莲子、猪血、猪肚、鲫鱼等食物；多运动，以强健身体、怡情养肝；居住和工作环境避免潮湿；少去人多拥挤的公共场合。

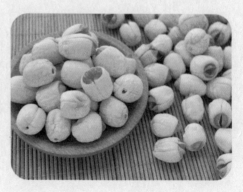

舌暗红，舌苔腻

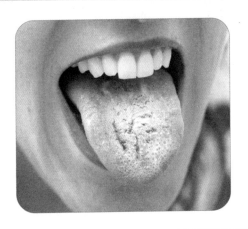

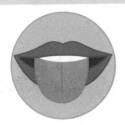

舌象表现

》》舌质暗红，舌苔腻，舌体胖大，舌两边有齿痕。

常见病症

此舌象大多是由气机不舒、痰瘀内阻引起的，可见头晕、胁痛、易怒、恶心呕吐、肠胃不适、大便溏薄或便秘、进食少等症。

对症治疗

》》治疗应以行气、化痰、祛瘀为原则，可选择郁金、柴胡、厚朴、半夏、桃仁、赤芍、当归、丹参、乳香等具有理气开郁、活血化瘀等功效的中药。

特效穴位

》》四白穴、丰隆穴、颊车穴、合谷穴、膈俞穴。

日常养护

》》宜食南瓜、扁豆、油菜、丝瓜、豆芽、苦瓜、荞麦、高粱等食物；忌食肥肉、巧克力、螃蟹等易生痰的食物；选择太极拳、保健操、慢跑等运动方式。

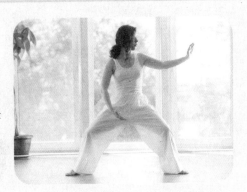

舌暗红，苔黏腻

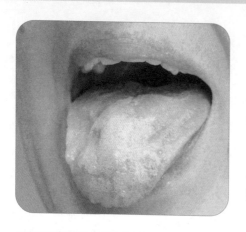

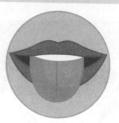

舌象表现

》》舌质暗红，舌苔黏腻，舌面上有瘀斑。

常见病症

》》此舌象大多是由气机郁滞，因风生痰，痰扰肝经引起的，可见情志抑郁、腹部胀痛、眩晕、双眼昏涩、四肢麻木、时有躁怒等症。

对症治疗

》》治疗应以祛风化痰、疏肝解郁为原则，可选用半夏、白术、天麻、人参、苏木、枳壳、香附、陈皮等具有平肝熄风、燥湿化痰等功效的中药。

特效穴位

》》膻中穴、阴陵泉穴、神门穴、膈俞穴。

日常养护

》》宜食丝瓜、樱桃、薏苡仁、黄豆、花生等食物；注意清洁皮肤，防止出现过敏、湿疹等症；忌洗冷水澡；衣物被褥勤换、勤洗。

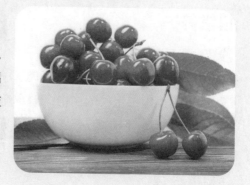

舌淡红，苔厚白

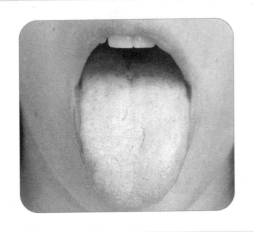

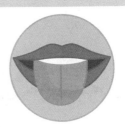

舌象表现

》》舌质淡红，舌体胖大，舌苔白腻且厚。

常见病症

》》此舌象大多是由气机郁滞、肝失疏泄，以致气血运行不畅引起的，可见胸闷、胁痛、嗳气、腹胀、烦闷、抑郁等症。

对症治疗

》》治疗应以疏肝理气、活血化瘀为原则，可选用半夏、枳壳、柴胡、郁金、白术、天麻、红花、桃仁等具有行气开郁、消瘀导滞等功效的中药。

特效穴位

》》风池穴、百会穴、内关穴、膻中穴、足三里穴。

日常养护

》》可用金橘、陈皮、雪梨、金银花、酸枣仁、枸杞子等加水煎煮，代茶饮用；遇到烦心事或解决不了的问题，要向家人或朋友倾诉、求助。

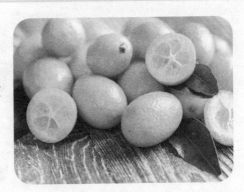

舌暗红，有瘀点

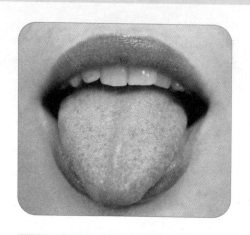

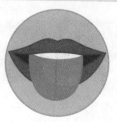

舌象表现

》》舌质暗红，舌两边及舌尖处有瘀点，舌苔薄白。

常见病症

》》此舌象大多是由肝失疏泄或长期抑郁、精神刺激等导致的肝郁气滞引起的，可见腹胀、嗳气、胸闷、女性月经不调等症。

对症治疗

》》治疗应以理气化痰、活血软坚为原则，可选用柴胡、白芍、茯苓、当归、菊花、延胡索、生姜等具有疏肝理气、调经活血等功效的中药。

特效穴位

》》三阴交穴、肝俞穴、支沟穴、中脘穴、太冲穴。

日常养护

宜食绿豆、佛手、香菜、冬瓜、西红柿、山楂、小米等食物；戒烟忌酒；按时休息，不要熬夜，保证睡眠质量良好及时间充足；避免腹部受冷。

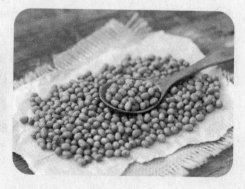

舌瘦小，苔薄白

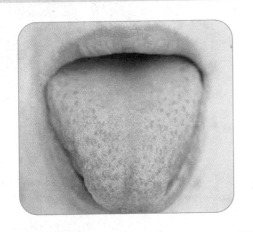

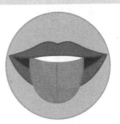

舌象表现

》》舌质淡红，舌体较小，舌面津少而干，舌苔薄白。

常见病症

》》此舌象大多是由情志不舒，郁怒伤肝，肝气犯脾引起的，可见容易疲劳、面色萎黄或发黑、大便溏泄、有肠鸣音等症。

对症治疗

》》治疗应以疏肝健脾、行气化湿为原则，可选用木香、佛手、青皮、柴胡、白术、山药、薏苡仁、茯苓等具有疏肝行气、补脾柔肝等功效的中药。

特效穴位

》》肝俞穴、脾俞穴、气海穴、足三里穴、三阴交穴。

日常养护

》》宜食土豆、山药、莲藕、胡萝卜、芹菜、香菇等食物；坐姿要正确，并且要避免长时间坐着不动；不要过度用脑、过度劳倦，体力、脑力要劳逸结合。

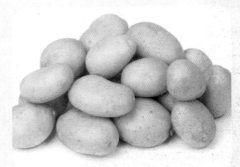

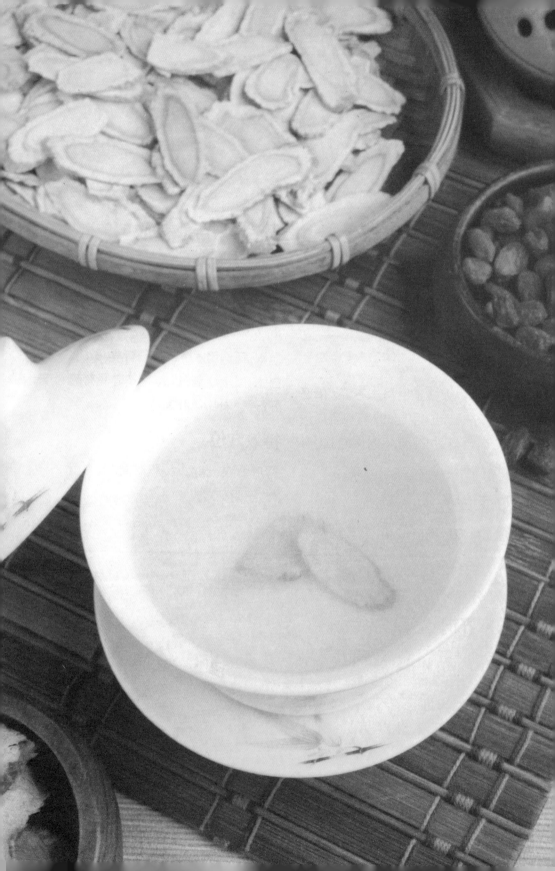

第七章
长斑的血瘀体质

血瘀体质，是指由于人体脏腑功能失调，体内血液运行不畅或离开经脉之血不能及时消散而瘀滞某处的体质。血瘀体质的人容易患血证、痛证、癥瘕等，中风、高血压、冠心病及肿瘤等都与血瘀体质有着密切的联系。

血瘀体质者的表现

　　血瘀体质的产生主要是由于以下几个方面：七情不畅，主要是指肝主疏泄、心主血脉、脾统血的功能失调，致血行受阻或血瘀；久病不愈，主要是指久病使血脉瘀阻，血行不畅，或久病使正气亏虚，气不摄血而成血瘀；寒冷刺激，主要是指气温骤降或久居寒冷之地，致寒邪入侵，经脉挛急而寒凝血瘀；年老体弱，主要是指脾胃或肾虚衰，气虚鼓动无力，致血行不畅或血液瘀滞。血瘀体质一般可有面色晦暗或有紫斑、神情抑郁、常感刺痛、体有瘀青、易衰老等症状。由于血瘀发生的脏器不同，表现也有所不同。具体如下。

瘀阻于心

　　心悸，胸口烦闷、疼痛，且疼痛牵引至肩背，口唇暗淡，舌质青紫或有瘀点、瘀斑，脉涩或结代。

瘀阻于肝

　　胁肋疼痛、有痞块，夜晚更为严重，舌质紫暗或有瘀点、瘀斑，脉弦涩。

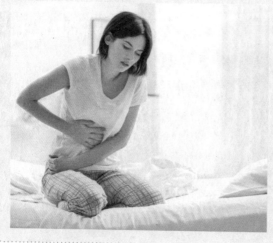

肝气郁结，血行受阻，
易致胁肋痛

瘀阻于胃

胃部疼痛，按压尤痛，进食后疼痛加剧或有包块，夜晚尤甚，严重者可有便血或呕血，舌质紫暗、有瘀点或瘀斑，脉弦涩。

瘀阻于脑窍

头痛日久不愈，兼有记忆力减退、健忘，头晕目眩，心悸，失眠，耳鸣耳聋，舌质紫暗、有瘀点或瘀斑，脉弦涩。

瘀阻于肢体

肢体局部常有肿痛感，可见青紫瘀斑，舌质紫、有瘀点或瘀斑，脉涩。

瘀阻于胞宫

小腹疼痛，女性可见月经不调、痛经、闭经，经血色紫黑、有血块，舌质紫暗、有瘀点或瘀斑，脉弦涩。

血瘀体质还可分为气虚血瘀、气滞血瘀、血瘀痛经、血瘀经闭、血瘀不孕、血瘀痿、血瘀崩漏，其表现分别为面色淡白或晦暗，体倦乏力、懒言少语、刺痛拒按等；胸肋胀闷，有痞块、游走痛，性情急躁、易怒等；经前或经行时小腹刺痛、经血量少且有血块等；经闭不行、小腹疼痛；经期后移、血块较多，腹痛，乳房胀痛，烦躁，手足不温等；四肢痿软兼有疼痛；经血淋漓不断或骤然血量增多，经血色紫暗、有血块，血块出则痛减等。

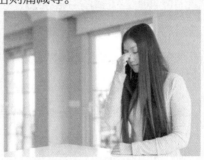

气虚血瘀者经常感到疲累

血瘀体质者的养护

血瘀体质的人可以从以下几个方面进行调理养护。

饮食

血瘀体质的人宜多吃具有活血化瘀、行气止痛作用的食物，如黑木耳、香菇、洋葱、西红柿、胡萝卜、海带、紫菜、油菜、生姜、玉米、木瓜、山楂、柑橘、红糖、黄酒、醋、猪肉等。此外，心、脾功能失调也可导致血液运行不畅或血液瘀滞，因此也可多吃一些具有养心健脾功效的食物，如莲子、苦瓜、黄瓜、小米、小麦、黄豆、绿豆、蜂蜜、牛肉、鲫鱼等。

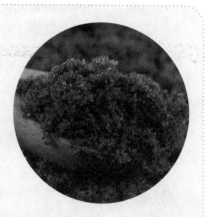

红糖具有缓肝气、解酒毒、补血破瘀的功效

运动

血瘀体质者要动静结合，不可过于安逸，以免气机郁滞导致血液运行不畅。适量运动则可以增强各脏腑功能，从而促进血液循环，帮助消散瘀血。可进行一些有助于促进气血运行的运动，如舞蹈、快步走、健身操、打乒乓球等。春秋多做户外运动，以舒展筋骨，调畅气机；夏季避免暴晒，可在早晚进行运动；冬季寒冷，以室内运动为佳。运动时若出现身体不适，应立即停止，做进一步检查。

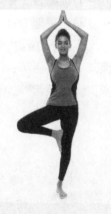

运动可缓解血瘀症状

起居

　　肝气不舒导致血行不畅是造成血瘀体质的重要原因，因此要注意养肝，这就需要血瘀体质者按时睡觉，保证肝血更新。血液得温则行，得寒则凝，所以秋冬季节要适时增添衣服，避免寒冷刺激、寒邪入侵。居室以向阳为佳，应保证室内温暖舒适。女性经期注意腹部保暖，衣服宜宽松，不穿露脐装，可洗热水澡，以促进气血运行。

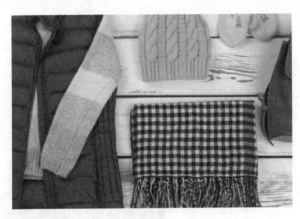

血瘀体质者要注意保暖

方剂

　　血府逐瘀汤：红花、当归、生地黄、牛膝各9克，甘草、枳壳、赤芍各6克，桔梗、川芎各4.5克，桃仁12克，柴胡3克。将所有药材加水煎服。此方剂可活血化瘀、行气止痛，主治胸中血瘀证。

　　通窍活血汤：红花、桃仁（研泥）、鲜姜（切碎）各9克，川芎、赤芍各3克，红枣（去核）7枚，老葱（切碎）3根，麝香（绢包）0.15克。用250毫升黄酒将前7味药煎至150毫升，去渣，放麝香，再煎两沸，睡前服。此方剂可活血化瘀、通窍活络，主治头面血瘀、偏头痛、脱发等症。

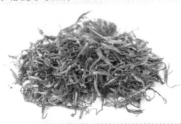

红花具有活血通经、散瘀止痛的功效

血瘀体质者保养禁忌

改善血瘀体质的方法主要是使瘀血消散，气血畅通。如前所讲，可从饮食、运动、起居等方面做起。在这个过程中，有一些保养禁忌是需要血瘀体质者注意的，否则就难以达到缓解血瘀症状的目的。

忌食生冷寒凉

经常吃生冷寒凉食物，容易使寒湿滞留经络，引起血管收缩痉挛，继而引起血瘀凝滞、血行不畅，发生寒凝血瘀。另外，血瘀体质的人经常会有局部疼痛的症状，若再多吃生冷寒凉食物，就会使症状加重。常见的生冷寒凉食物主要有西瓜、梨、枇杷、柚子、荸荠、甜瓜、山竹、猕猴桃、茭白、马齿苋、菠菜、白萝卜、莲藕、螃蟹、牡蛎、鸭肉、猪腰、兔肉、金针菇、菊花、金银花等。刚从冰箱拿出来的食物及各种冷饮等也属于此类食物，血瘀体质者都要忌多吃。

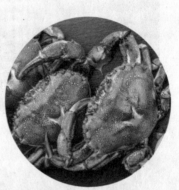

螃蟹性寒凉，血瘀体质者应忌吃

忌"秋冻"

"秋冻"是指秋天气温转凉时，不要急于增加衣服，因为适宜的寒凉刺激可锻炼人的耐寒能力，促进人体的新陈代谢，增强身体抵抗力。但"秋冻"并不适合所有人，血瘀体质的人就不适合"秋冻"。因为这类人的血液运行不畅，且有局部疼痛症状，若再感受寒冷刺激，会加重血瘀及疼痛。

忌久坐久卧

血液的正常循环运行在很大程度上依赖于体内之气的推动，如果气行不畅，则无法行血，血停则瘀生。而气机的正常运行则需要人体经常活动，久坐久卧会使气机运行减缓，继而导致血行不畅或血液瘀滞。此外，久坐久卧还会有损心肺功能，心为君主之官，肺为相傅之官，若心肺失调，则身体机能必定受影响，血液循环也会受到阻碍。

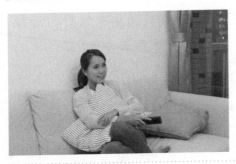

血瘀体质者忌长时间
坐着不活动

忌熬夜

熬夜是一种对人体健康有害的不良习惯，我们知道"日出而作，日落而息"是人类长期以来适应环境的结果，若打破这个规律，必然会损害健康。对血瘀体质的人来说，熬夜尤其不适合。首先，熬夜会打乱人体生物钟，白天容易出现精神不佳、心烦气躁、疲倦乏力等症，影响气机抒发；其次，熬夜损伤肝的疏泄与藏血功能，影响气血运行；最后，熬夜耗伤津液、气血，可使血瘀症状加重。

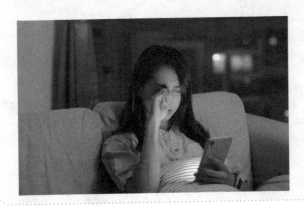

熬夜而睡眠不足可
使血瘀症状加重

血瘀体质者的膳食调理

当归三七炖乌鸡

当归具有活血化瘀、补血养血、调经止痛的功效，可以治疗月经不调、痛经、虚寒腹痛等症状；三七具有活血化瘀、调脂通脉的功效，可以防治血栓、增加血流量；乌鸡含有较高的铁元素，可以滋阴补血、抗衰老。这三者在一起煲汤具有较好的活血化瘀功效，还可提高人体免疫力，适合血瘀体质者食用。

材料

乌鸡块 500 克，当归 10 克，三七 8 克，姜片 20 克，盐 3 克，料酒适量。

做法

1. 将乌鸡块洗净后入锅，沸水煮五分钟后余去血水，并将鸡块过冷水。
2. 将当归、三七、姜片清洗干净。
3. 将食材全部放入锅中，加滚水慢火炖 2~3 小时，加入料酒。
4. 放入盐调味即可。

健康叮咛

高血压、高脂血症、冠心病、尿毒症、感冒发烧者不宜食用。

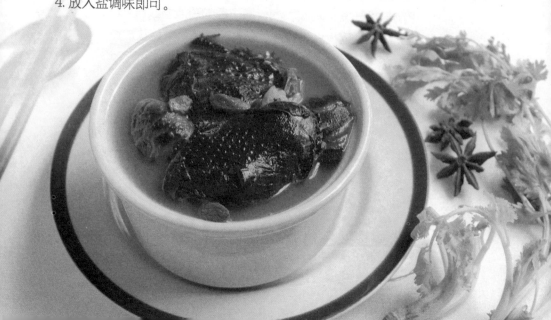

山楂红糖粥

　　山楂具有健胃消食、行气散瘀的功效；红糖性温、味甘，具有益气养血、活血散寒的作用；益母草味苦辛、微寒，可以活血、散瘀、调经。山楂红糖粥对于活血化瘀、增强免疫力、降低血压具有良好的效果。

材料

山楂 30 克，红糖 20 克，益母草 20 克。

做法

1. 将山楂洗净去核。
2. 将山楂、益母草放入砂锅内，加入适量清水，煮取汁液。
3. 加入红糖，煮至红糖完全溶解即可。

健康叮咛

　　肠胃虚弱、胃炎患者等不宜食用。

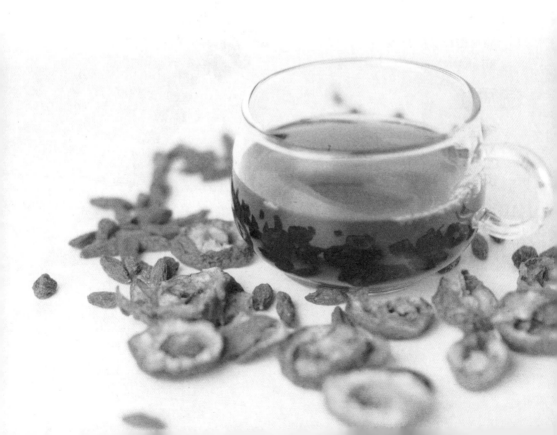

血瘀体质者常用养生穴位

合谷穴

合谷穴，别名虎口，是手阳明大肠经之原穴，人身气血的大关，调理人体气机的大穴，具有通经活络、镇静止痛、理血活血、清热解毒等功效。按摩该穴可以治疗头痛、牙痛、疟疾发热、闭经等疾病。此外，该穴也是大肠经元气的输注之处，可以调节肠胃功能，通腑泻热。

📍 位置

合谷穴位于手背，第一、二掌骨之间，第二掌骨桡侧的中点处。

🪶 取穴

将拇指和食指合拢，肌肉的最高处即为该穴。

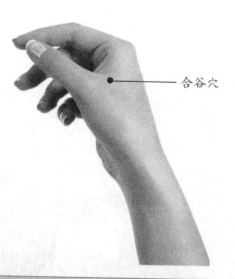

合谷穴

👄 应用

灸法：以艾条灸 10~20 分钟，或以艾炷灸 5~9 壮。

按摩：以拇指指腹按压该穴位，时长为 1~3 分钟。

配伍治病
合谷穴 + 陷谷穴：可治腹痛
合谷穴 + 光明穴 + 太阳穴 + 睛明穴：可治目翳
合谷穴 + 人中穴 + 内关穴 + 足三里穴：可治中暑
合谷穴 + 足三里穴 + 大肠俞穴 + 小肠俞穴：可治痢疾

血海穴

　　血海穴意为脾经所生之血的聚集处，因气血物质充斥的范围大如海，故得此名。该穴隶属于足太阴脾经，具有活血化瘀、化血为气、补益气血的功能。通过刺激此穴位，可以治疗妇科病、皮肤病、疮疡、脱发等疾病。血海穴与曲池穴、合谷穴等穴位相配合，对于治疗荨麻疹等皮肤病效果更好。

位置

血海穴位于股前区，股骨内上髁上缘，股内侧肌中间。

取穴

采用正坐屈膝姿势，髌底内侧端上2寸，股内侧肌隆起处即为该穴。

应用

刺灸：直刺该穴 1.0~1.5 寸。

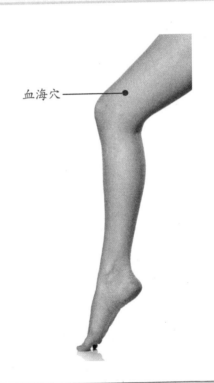

血海穴

配伍治病

血海穴 + 三阴交穴：可治月经不调

血海穴 + 曲池穴：可治瘾疹

血海穴 + 曲池穴 + 会阳穴：可治阴部瘙痒

血海穴 + 气海穴 + 中极穴 + 归来穴 + 百会穴：可治子宫脱垂

膈俞穴

膈，膈膜，位于脾之上、心之下处；俞即输，输送。膈俞即膈膜中的气血由此处外输至膀胱经。此穴又因位于第七胸脊椎棘突之下，被称为"七焦之间"。膈俞穴具有散热化血、理气止痛的功效，刺灸该穴可以治疗血瘀、血虚、呕吐、盗汗、慢性出血性疾病以及皮肤病等。

📍 位置

膈俞穴位于背部，第七胸椎棘突下，后正中线旁开 1.5 寸处。

✋ 取穴

采用俯卧姿势，第七胸椎棘突下，左右二指处即为该穴。

👅 应用

刺灸：斜刺 0.5~0.8 寸。

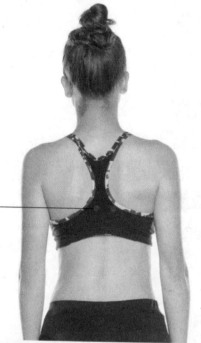

膈俞穴————

配伍治病

膈俞穴 + 足三里 + 血海穴 + 膏肓穴：可治贫血
膈俞穴 + 内关穴 + 足三里穴：可治呕吐
膈俞穴 + 心俞穴 + 脾俞穴 + 三阴交穴：可治健忘
膈俞穴 + 大肠俞穴 + 环跳穴 + 承山穴：可治腰腿痛

肝俞穴

　　肝，肝脏；俞通"输"，输送。肝俞即肝脏的水湿风气通过此穴外输至膀胱经。肝俞穴是肝脏的保健要穴，具有理气明目、疏肝利胆、散发肝脏之热的功效，在临床医学中常用来治疗胆囊炎、结膜炎、肩背痛、急慢性肝炎等疾病。此外，肝俞穴配百会穴、太冲穴还可治疗眩晕、头痛等。

📍 位置

肝俞穴位于背部，第九胸椎棘突下，后正中线旁开 1.5 寸处。

取穴

采用俯卧姿势，第九胸椎棘突下，左右旁二指处即为该穴。

应用

刺灸：斜刺 0.5~0.8 寸。
按揉：以拇指按揉该穴 100~200 次。

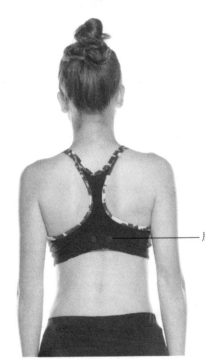

肝俞穴

配伍治病

肝俞穴 + 肾俞穴 + 太溪穴：可治失眠、健忘
肝俞穴 + 光明穴：可治失明
肝俞穴 + 太冲穴：可治胁肋疼痛
肝俞穴 + 支沟穴 + 阳陵泉穴：可治胁痛

舌暗红，有裂纹

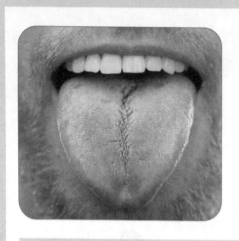

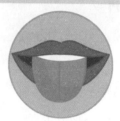

舌象表现

》》舌质暗红，舌苔黄腻，舌面上有裂纹。

常见病症

》》此舌象大多是由肝、脾失司，致使痰浊内生、气滞血瘀引起的，可见胸闷牵痛、急躁、皮肤暗淡、月经不调、小便不利等症。

对症治疗

》》治疗应以养肝健脾、活血化痰为原则，可选用当归、茯苓、柴胡、芍药、山栀子、红花、牡丹皮、桃仁等具有疏肝活血、化痰散结等功效的中药。

特效穴位

》》曲池穴、合谷穴、血海穴、太冲穴、三阴交穴。

日常养护

》》宜食富含膳食纤维的蔬菜，如竹笋、香菇、芹菜、胡萝卜等；忌食辛辣及高脂肪食物；注意调节情志，避免郁怒；养成定期体检的好习惯。

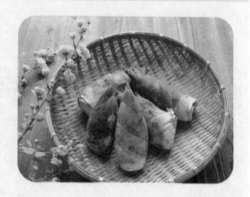

血瘀体质者的舌象及对症调养

舌紫暗，苔薄白

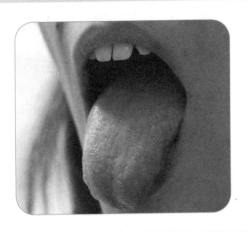

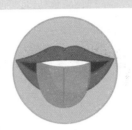

舌象表现

》》舌质紫暗，舌苔薄白，舌尖处有瘀点或瘀斑。

常见病症

》》此舌象大多是由心脉不盈、心阳不足，无法推动血液运行，致使心血瘀阻引起的，可见心悸、心前区刺痛或闷痛、面唇青紫、四肢厥冷等症。

对症治疗

》》治疗应以温通心阳、活血化瘀为原则，可选用延胡索、青皮、香附、桃仁、丹参、赤芍、红花、川芎等具有理气、通脉、散瘀等功效的中药。

特效穴位

》》内关穴、天泉穴、合谷穴、气海穴、血海穴。

日常养护

》》宜食行气止痛、温阳活血的食物，如薤白、生姜、韭菜、大葱等；忌食高胆固醇的动物性脂肪，如猪油、肥肉等；控制体重，避免过度肥胖。

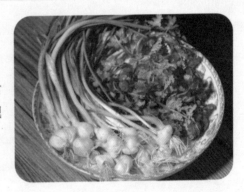

舌紫暗，苔白腻

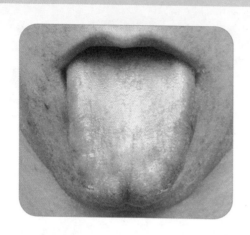

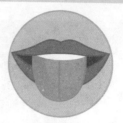

舌象表现

》》舌质紫暗，舌苔稍厚，呈白腻状。

常见病症

》》此舌象大多是由外感痰邪，滞留经脉，致使经脉闭阻、血行不畅而发生瘀滞引起的，可见肌肉关节刺痛、肌肤紫暗或有瘀斑、胸闷等症。

对症治疗

》》治疗应以化痰散瘀、活血止痛为原则，可选择川芎、桃仁、当归、半夏、陈皮、白芍、红花、茯苓等具有行瘀、通络、化痰等功效的中药。

特效穴位

》》阿是穴、足三里穴、膈俞穴、太渊穴、承山穴。

日常养护

》》饮食宜清淡、易消化；忌食过酸、过咸食物；注意防风、防寒、防潮；注意关节保暖；疼痛发作时应卧床休息，病症未发时可适当锻炼关节。

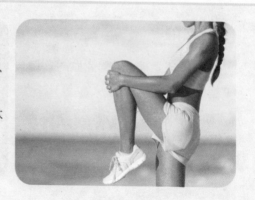

舌青紫，有瘀点

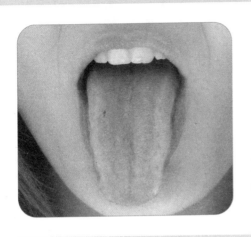

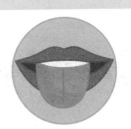

舌象表现

>> 舌质青紫，舌中苔薄白，舌两边及舌尖有紫色瘀点。

常见病症

此舌象大多是由久病或外伤导致气血运行不畅，瘀滞于内引起的，可见身体局部有肿块或皮损、腰腹胀痛、面色萎黄、体倦乏力等症。

对症治疗

>> 治疗应以行气活血、化瘀散结为原则，可选择三七、半枝莲、白芍、木香、赤芍、川芎、当归、红花等具有通经活络、理气活血等功效的中药。

特效穴位

>> 膈俞穴、内关穴、外关穴、血海穴、足三里穴。

日常养护

>> 宜食茴香、柑橘、生姜、油菜、黑豆等行气活血的食物；注意排解烦闷情绪，保持精神愉悦，以使气血和畅；可选择骑自行车、爬山、游泳等运动方式。

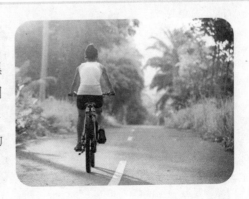

舌暗红，有瘀斑

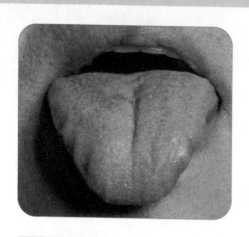

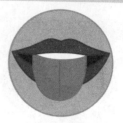

舌象表现

》》舌质暗红，舌苔厚且黄腻，舌面有瘀斑和裂纹。

常见病症

》》此舌象大多是由体内痰湿滞留，经络不通，瘀血内停，日久而伤阴引起的，可见容易体倦乏力、肢体酸胀不适、静脉隆起等症。

对症治疗

》》治疗应以活血化痰、祛瘀通络为原则，可选用枳实、橘红、竹茹、半夏、柴胡、当归、桃仁、红花等具有化痰祛湿、活血通经等功效的中药。

特效穴位

》》承山穴、涌泉穴、委中穴、阳陵泉穴、血海穴。

日常养护

》》宜食低热量、高纤维的粗粮、杂粮；饮食应清淡、少盐、低脂；不要长时间站立或坐着，以免血流不畅；经常按摩腿部，帮助血液循环。

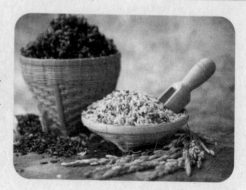

舌紫暗，苔苍白

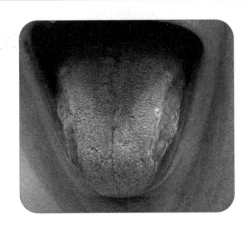

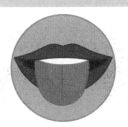

舌象表现

》舌质紫暗，舌面较干且有瘀斑，舌苔白而苍老。

常见病症

此舌象大多是由体内热毒炽盛、瘀血阻滞、瘀毒互结引起的，可见身体局部疼痛、恶心呕吐、疲乏倦怠、面黄体瘦等症。

对症治疗

》治疗应以清热解毒、散瘀活血为原则，可选择夏枯草、莪术、当归、三棱、香附、延胡索、丹参等具有清热毒、消肿痛、祛瘀血等功效的中药。

特效穴位

》足三里穴、阳陵泉穴、中脘穴、风府穴。

日常养护

》饮食宜有节制，尤要忌食高脂肪、高热量食物；注意防护，避免湿邪、热邪、寒邪、燥邪、痰邪等入侵；起居有时，早睡早起，坚持锻炼身体。

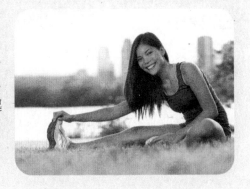

齿痕舌，苔白腻

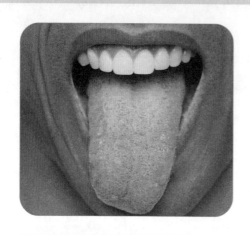

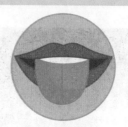

舌象表现

》》舌质淡红，舌苔白腻，舌面有瘀点，舌两边有齿痕。

常见病症

》》此舌象大多是由脾气不足、水湿内停，致使瘀血阻滞引起的，可见腹胀、肢体倦怠、身体有瘀斑、面色萎黄、大便溏薄等症。

对症治疗

》》治疗应以健脾益气、祛瘀祛湿为原则，可选择熟地黄、党参、黄芪、桃仁、炙甘草、白术、白芍等具有补脾气、祛瘀血、通经络等功效的中药。

特效穴位

》》血海穴、三阴交穴、行间穴、曲池穴、太冲穴。

日常养护

》》宜食芡实、黑木耳、油菜、小米、猪肚、赤小豆等；阴雨天气尽量不要开窗，以免风邪、湿邪入侵；天气好、阳光足时，尽量多做户外运动。

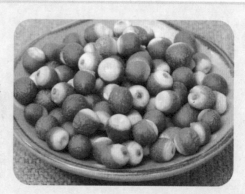

舌紫暗，有瘀点

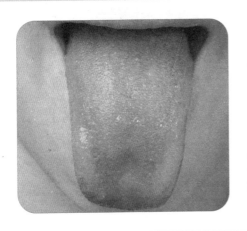

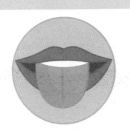

舌象表现

》》舌质暗淡偏紫，舌苔薄白，舌两边有瘀点。

常见病症

此舌象大多是由外伤、外邪或经期、产后余血未尽，致使瘀血内停，阻滞胞宫引起的，可见小腹刺痛拒按、有肿块、月经量少、有血块、闭经等症。

对症治疗

》》治疗应以活血化瘀、活络止痛为原则，可选当归、川芎、肉桂、赤芍、干姜、延胡索、没药、蒲黄等具有逐瘀荡胞、活血调经等功效的中药。

特效穴位

》》关元穴、三阴交穴、子宫穴、归来穴、次髎穴。

日常养护

》》宜食具有活血化瘀功效的食物，如生姜、山楂、红糖、洋葱、黑木耳、猪血等；经期忌吃生冷寒凉食物；注意腹部保暖；保持愉快的心情。

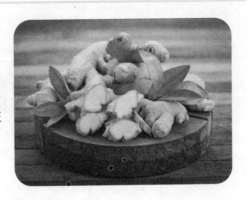

舌紫暗，有瘀斑

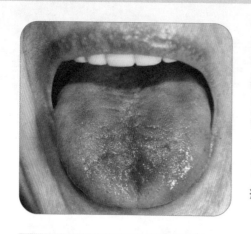

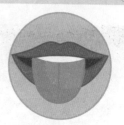

舌象表现

》》舌质紫暗，舌苔偏黄，舌面上有瘀斑。

常见病症

》》此舌象大多是由饮食内伤、情志抑郁等，使肝脾受损，脏腑失调，从而导致气机阻滞、瘀血内结引起的，可见腹胀、腹痛、易怒、便秘等症。

对症治疗

》》治疗应以破血逐瘀、行气散结为原则，可选桂枝、丹皮、桃仁、赤芍、当归、郁金、香附、乳香等具有散结消瘕、活血通络等功效的中药。

特效穴位

》》足三里穴、中脘穴、巨阙穴、风门穴、内关穴。

日常养护

》》宜食黑米、西红柿、海带、佛手、赤小豆、白萝卜、白果、黑豆等食物；注意个人清洁卫生；经期注意防寒避湿；不可过度劳累，多休息。

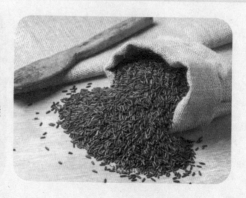

舌淡红，有裂纹

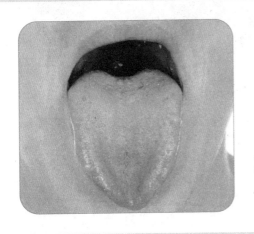

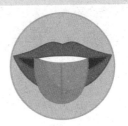

舌象表现

》舌质淡红，舌苔黄薄，舌面较湿润，上有细小裂纹。

常见病症

此舌象大多是由气滞日久，使血液出现运行障碍而致血瘀引起的，可见面色晦暗黧黑、刺痛拒按、体乏无力、心情抑郁等症。

对症治疗

》治疗应以行气通络、祛瘀活血为原则，可选择秦艽、川芎、桃仁、羌活、灵芝、牛膝、没药、牡丹皮等具有通经止痛、活血逐瘀等功效的中药。

特效穴位

》期门穴、足三里穴、太白穴、合谷穴、太溪穴。

日常养护

》宜食醋、黄酒、鱼类、玉米、大蒜等；忌吃易上火、易生痰的辛辣、燥热、肥甘之味；控制情绪，避免经常发火、恼怒，也不要闷闷不乐。

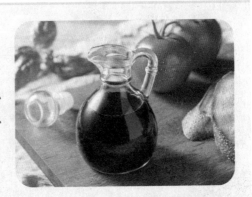

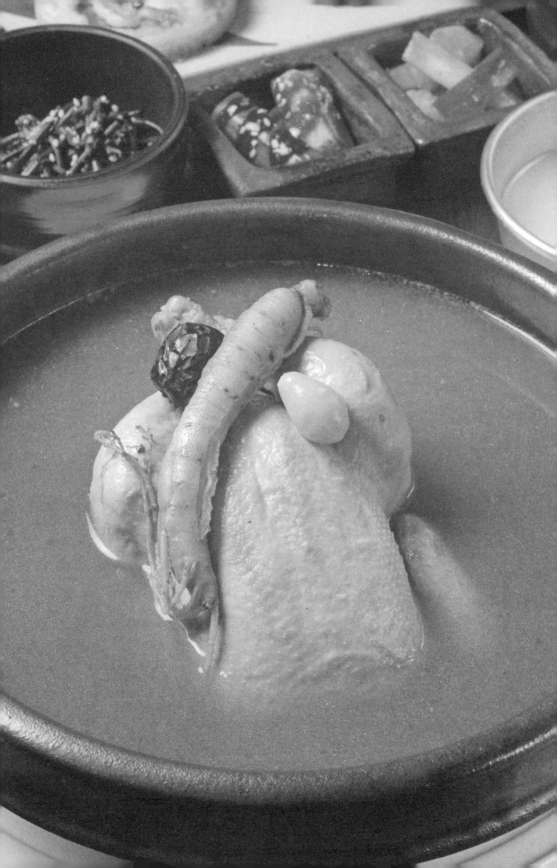

第八章
肥胖的痰湿体质

痰湿体质，是指因脏腑失司，引起体内气血津液输布失常，水湿内停，聚湿生痰而致痰湿内蕴的一种体质。痰湿体质的人容易患上中风、消渴及胸痹等症。有这种体质的人对梅雨天气及湿重环境的适应性较差。

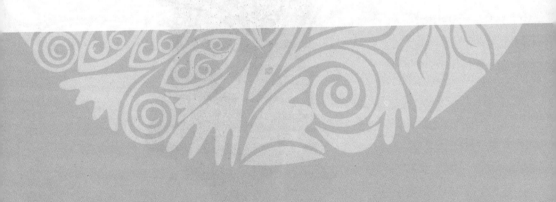

痰湿体质者的表现

　　痰湿体质的发生多是因为先天禀赋不足、寒湿侵袭、饮食不节、缺乏运动、年老久病等，如素体热盛而脾运不济、久居湿地或涉水淋雨、过食肥甘厚腻而损伤脾胃、久坐少动而致脾胃运化呆滞、脾胃虚损或肾阳虚衰等。一般可有体型肥胖、胸闷痰多、汗多黏腻、容易困倦等表现。因痰湿滞留的部位不同，也会出现不同的症状，具体如下。

痰湿蕴肺

　　痰湿蕴肺是指脾失健运，使水谷不能化为精微，聚湿而生痰，并上贮于肺，表现为咳嗽反复发作、痰黏腻或稠厚成块、痰出咳平、晨起或食后咳痰加重、胸闷不舒、恶心呕吐、食欲降低、体倦乏力、大便溏薄、舌苔白腻、脉象濡滑等。

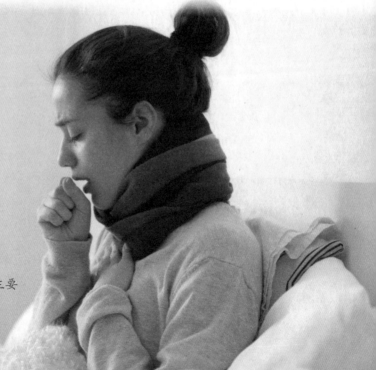

咳嗽是肺有痰湿的主要
表现之一

痰湿中阻

痰湿中阻是指因过度嗜酒或过食肥甘厚味而损伤脾胃，使之功能失调，导致水湿内停，聚而生痰，痰浊中阻，而清阳不升、头窍失养，表现为腹部痞满且进食尤甚、眩晕、头重、视物旋转、胸闷恶心、呕吐、食少多寐、身重困倦、胃纳呆滞、大便不实、舌苔厚腻、脉沉滑等。

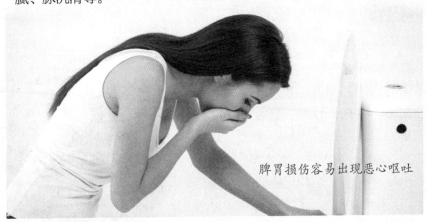

脾胃损伤容易出现恶心呕吐

痰湿蒙窍

痰湿蒙窍是指因情志不畅或郁怒伤肝，使肝失疏泄、肝气郁结，累及脾脏，使其运化失司，而致痰湿内生，蒙蔽清窍，扰乱心神，表现为表情呆滞、智力减退、哭笑失常或终日无语、脘腹胀痛、腹部痞满、不思饮食、困乏嗜睡、头重昏蒙、恶心呕吐、口多涎沫、舌质色淡、舌苔白腻、脉滑等症。

脾失健运可导致腹部胀痛

痰湿体质者的养护

痰湿体质的人可以从以下几个方面进行调理养护。

饮食

痰湿体质的人应该吃一些具有行气健脾及祛湿化痰功效的食物，如山药、扁豆、赤小豆、薏苡仁、香菇、南瓜、冬瓜、竹笋、胡萝卜、卷心菜、韭菜、洋葱、海带、紫菜、葱、蒜、黄瓜、火龙果、榴莲等。此外，生姜对痰湿体质的人来说非常适合，可用生姜和红枣、红糖一起煮成姜汤饮用，通过发汗的方式来排出体内湿气。淋雨过后，也可以饮用一些姜汤，以此来预防感冒。

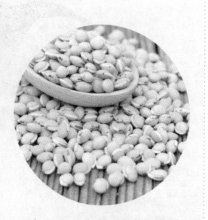

扁豆可消暑化湿、健脾和中，适合痰湿体质者食用

运动

运动可以促进脏腑功能正常运行，加速血液循环，排出体内湿气。痰湿体质的人大多体型肥胖，经常感到身体沉重，不想运动，但越是不运动，体内淤积的湿气就越多，时间长了就会导致湿邪攻入各脏腑器官，引发一系列病症。因此，痰湿体质者应根据自身情况，选择合适的运动方式，如散步、慢跑、健步走、游泳、武术、瑜伽等。另外，一定要坚持运动，才能达到减肥瘦身及排出湿气、增强体质的效果。

起居

　　有些痰湿体质者容易嗜睡，因此应根据情况适当减少睡眠时间。衣物被褥也要尽量选择透气性良好的棉、麻、丝等天然材质，以便于汗液蒸发，排出体内湿气。另外，痰湿体质的人还要注意避寒就暖，天冷注意增加衣服，洗澡应用热水，使身体适量出汗。痰湿体质者的四季调养应做到春季不要太过安逸，应多进行户外活动，夏季喝水也应以温水为佳，秋冬不要进补。

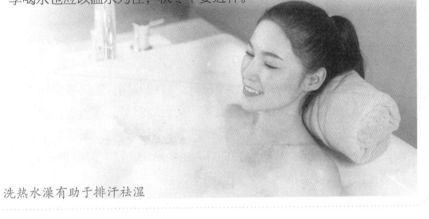

洗热水澡有助于排汗祛湿

方剂

　　六君子汤：党参、白术、茯苓各9克，炙甘草6克，半夏4.5克，陈皮3克。将所有药材研为细末，加大枣2枚、生姜3片，水煎服。此方剂可健脾益气、燥湿化痰，主治脾胃气虚兼痰湿证。

　　二陈汤：橘红、半夏（用沸水洗7次）各15克，白茯苓9克，炙甘草4.5克。将所有药材加生姜7片、乌梅1颗，水煎服。此方剂可燥湿化痰、理气和中，主治痰湿证。

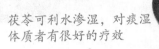

茯苓可利水渗湿，对痰湿体质者有很好的疗效

痰湿体质者保养禁忌

痰湿体质的人不仅体质虚弱、体型肥胖，还容易患上一些常见疾病，如糖尿病、高血压、冠心病、心肌梗死、痛风等，既严重影响生活质量，又威胁生命健康，因此，在日常调养时一定要注意以下几方面的禁忌，如此才能达到养护目的。

忌环境潮湿

痰湿体质的人体内津液异常积聚，湿浊偏盛，如果居室环境再潮湿，就会使体内湿气积聚得更多，又因为痰湿阻滞气机，扼伤阳气，也无法将湿气排出体外。除此之外，阴雨天气，湿邪严重，此时要注意小心防范，尽量少去户外，避免淋雨，室内门窗也要关上，以防止湿邪入侵，加重体内湿气滞留。

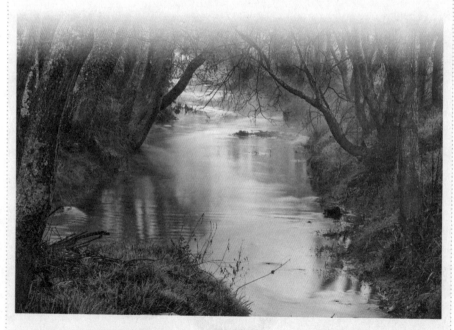

痰湿体质的人不应在潮湿的环境里待太长时间

忌暴饮暴食

　　暴饮暴食的不良饮食习惯不仅会加重消化器官的负担，还会损伤脾胃功能。在人体各脏腑中，脾负责将食物中的营养物质输布到身体各个部位，胃负责将身体的代谢物向下传送，以排出体外。如果脾升胃降的功能失调，就表示营养物质无法输布，代谢产物也无法排出，这样身体既不能得到滋养，又会积存过多的有害物质，久而久之就会导致肌肉松散、身体虚胖，也就会使痰湿症状越来越严重。因此，痰湿体质者一定要增强自控能力，不要养成暴饮暴食的习惯，进食速度也不要太快，更不要食用肥甘厚味的食物。

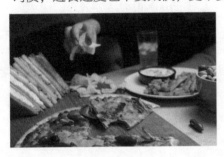

暴饮暴食不仅容易导致
肥胖，而且会加重痰湿

忌贪凉受冻

　　痰湿体质者由于耐热能力较差，因此在夏季就喜欢吃冷饮、吹空调。吃太多寒凉之物、饮太多冷饮容易损伤脾胃，使脾胃的运化功能受阻，导致体内的湿气无法排出；经常吹空调则容易导致汗出不彻，使湿热壅遏。痰湿体质者较能耐受寒冷，但因为"湿遇温则行，遇寒则凝"，因此即使不觉得寒冷，也要在季节交替或昼夜温差较大时根据气温情况注意保暖，以免加重痰湿症状。

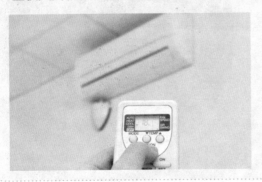

少吹空调，适量出汗，
有助于排出体内湿气

痰湿体质者的膳食调理

冬瓜香菇排骨汤

　　冬瓜性微寒，味甘、淡，具有降脂护肾、消热解毒、消肿止渴的功效；排骨含有丰富的蛋白质和维生素；香菇可以降低血压、血脂和胆固醇，提高人体免疫功能。三者一起煲汤具有补虚健脾、散寒解表的功效。

材料

排骨500克，冬瓜800克，香菇4朵，姜4片，小葱1条，料酒1勺，葱花、盐、鸡精各适量。

做法

1. 将排骨切块，洗净后入锅焯去血水。
2. 将冬瓜、香菇、姜、葱洗净，冬瓜切块。
3. 将排骨、姜片放入砂锅，加入适量水和料酒，大火烧开后，小火慢炖2小时。
4. 放入冬瓜、香菇，继续炖40分钟左右，直至冬瓜变软。
5. 关火，放入盐、鸡精、葱花即可。

健康叮咛

　　脾胃虚寒、气滞、血脂较高者不宜食用。

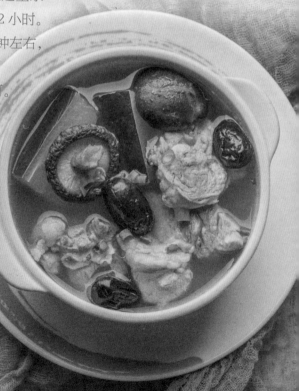

薏苡仁赤豆粥

　　薏苡仁能够利水渗湿、解毒散结；赤小豆味甘、酸，性微寒，有消肿解毒、清热祛湿的功效。二者在一起煮粥具有清热养肝、利水解毒的功效，对改善体内湿气过多、水湿内停有良好效果。

材料

大枣 15 枚，白糖 10 克，薏苡仁 60 克，赤小豆 60 克。

做法

1. 将薏苡仁、赤小豆洗净、去杂，大枣洗净并浸泡片刻。

2. 将薏苡仁、赤小豆放入锅中，并加入适量清水，小火煮 1 小时左右。

3. 放入大枣、白糖，直至煮到薏苡仁、赤小豆酥烂即可。

健康叮咛

　　孕妇、虚寒者、肾功能不全者不宜食用。

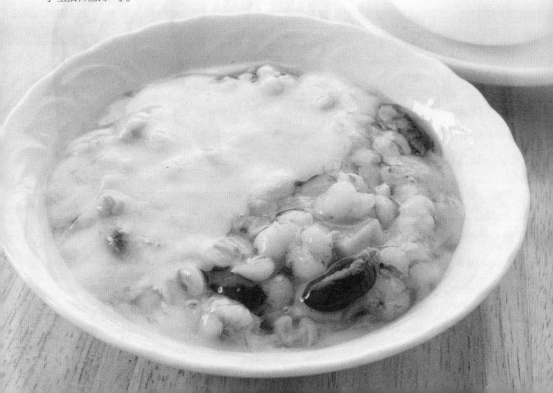

痰湿体质者的养生穴位

丰隆穴

　　丰隆穴位于胃经下部，胃经及脾经的天部水湿浊气在此处汇集，有联络脾经和胃经两经气血物质的作用。该穴位位于小腿外侧，刺激此穴可以治疗高血压、肥胖症、神经性衰弱、精神分裂症等疾病。丰隆穴还是胃经的络穴，刺激该穴可以改善脾胃功能，调理津液分布，从而化浊降脂。

📍 位置

丰隆穴位于小腿前外侧，外膝眼下 8 寸。

取穴

采用仰卧或正坐垂足姿势，外踝最高处与外膝眼连线的中点，距胫骨前缘二横指处即为该穴。

👅 应用

按摩： 以拇指指腹点按该穴，时长为 3~5 分钟。

艾灸： 时长为 5~10 分钟。

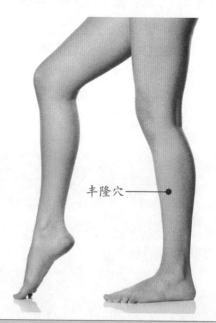

丰隆穴

配伍治病
丰隆穴 + 肺俞穴 + 尺泽穴：可治哮喘、咳嗽
丰隆穴 + 照海穴 + 陶道穴：可治癫痫
丰隆穴 + 风池穴：可治眩晕
丰隆穴 + 阴陵泉穴 + 商丘穴 + 足三里穴：可治痰湿

水道穴

　　水道，即水通行的道路。经水通过水道穴沿胃经向下部经脉传输，该穴可以通调水道，让经水注入膀胱。水道穴位于下腹部，隶属于足阳明胃经，具有通经活络、调经止痛、利水消肿的功效。刺激该穴，可以治疗痛经、肾炎、膀胱炎及小便不利等疾病。

📍位置

水道穴位于下腹部，脐中下3寸，前正中线旁开2寸。

取穴

采用仰卧姿势，距正前中线三指，肚脐下四指处即为该穴。

应用

按摩：以拇指指腹点按该穴，时长为1~3分钟。

艾灸：以艾条温灸该穴，时长约为10分钟。

刺灸：直刺1.0~1.5寸。

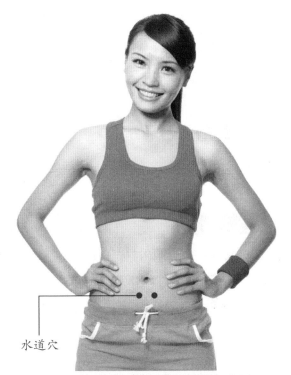

水道穴

配伍治病

水道穴 + 三阴交穴 + 中极穴：可治痛经、不孕

水道穴 + 中极穴 + 次髎穴：可治小便不利

水道穴 + 三焦俞穴 + 关元俞穴：可治尿痛、尿急

水道穴 + 筋缩穴：可治脊柱强直

天枢穴

　　天枢原为星宿名，该穴名意为此穴位的气血运行有向外输入大肠经所在的天部层次，以及循胃经运行这两层含义。天枢穴位于腹部，隶属于足阳明胃经，是大肠之募穴。按摩或针刺该穴位可以改善肠胃功能，治疗腹胀、腹泻、便秘等肠胃疾病，以及月经不调、痛经等妇科疾病。

📍 位置

天枢穴位于腹中部，平脐，前正中线旁2寸。

✋ 取穴

采用仰卧姿势，肚脐旁三横指处即为该穴。

👄 应用

按摩： 以大拇指按揉。
刺灸： 直刺1.0~1.5寸，孕妇不宜刺灸。

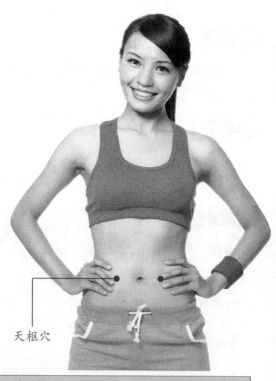

天枢穴

配伍治病

天枢穴 + 气海穴：可治腹痛

天枢穴 + 足三里穴：可治肠鸣、腹泻

天枢穴 + 中极穴 + 三阴交穴 + 太冲穴：可治月经不调

天枢穴 + 上巨虚穴 + 阑尾穴：可治急性阑尾炎

大横穴

　　大，即气血作用的范围大；横，指气血横向传输运动。大横穴位于腹中部，隶属于足太阴脾经，是足太阴和阴维脉的交会穴，具有通调肠胃、理气健脾、祛湿散结等作用。按摩该穴可以健脾利湿，促进消化，治疗便秘、腹痛、体虚多汗等疾病。

位置

大横穴位于腹中部，脐中旁4寸。

取穴

采用仰卧姿势，肚脐旁六指处即为该穴。

应用

刺灸：直刺1~2寸，或短刺0.5~1.5寸。
拔罐：以气罐留罐5~10分钟。

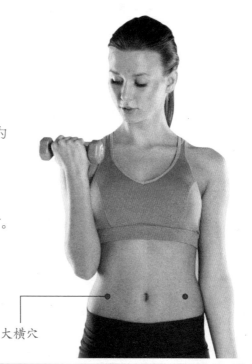

大横穴

配伍治病

大横穴 + 天枢穴 + 足三里穴：可治腹痛

大横穴 + 天枢穴 + 丰隆穴：可治肥胖

大横穴 + 四缝穴 + 足三里穴：可治肠道蛔虫病

大横穴 + 脾俞穴 + 胃俞穴 + 小肠俞穴 + 大肠俞穴：可治便秘

舌暗红，苔厚腻

痰湿体质者的舌象及对症调养

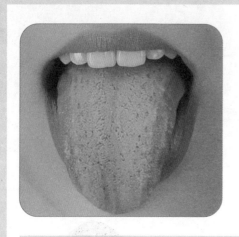

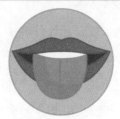

舌象表现

》》舌质暗红，舌苔很厚，呈黄腻状。

常见病症

》》此舌象表示痰热内蕴，是由邪热和痰涎湿浊相互交结引起的，可见痰黄而稠或痰白而交结难出、心烦口渴、咳嗽气喘、惊悸失眠等症。

对症治疗

》》治疗应以清热解毒、祛湿化痰为原则，可选择陈皮、茯苓、黄芩、枳实、胆南星、麦冬、夏枯草等具有清热化痰、养阴生津等功效的中药。

特效穴位

》》肺俞穴、定喘穴、丰隆穴、合谷穴、尺泽穴。

日常养护

》》宜食银耳、白萝卜、薄荷、雪梨、荸荠等可清热化痰的食物；忌食烧烤、油炸等热性食物及辛辣刺激食物；关注气温变化，避免受寒而加重咳嗽症状。

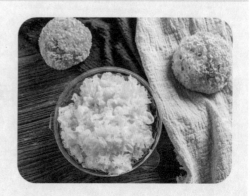

齿痕舌，苔黄腻

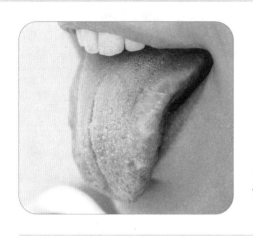

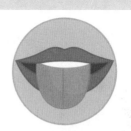

舌象表现

>> 舌质暗红，舌苔厚腻，为黄色，舌体胖大，舌边有齿痕。

常见病症

>> 此舌象大多是由体内痰湿较盛，日久郁热，湿热互结引起的，可见内心烦热、不思饮食、纳呆、呕吐恶心、腹胀、口臭等症。

对症治疗

>> 治疗应以燥湿化痰、清热和中为原则，可选用半夏、厚朴、枳实、陈皮、茯苓、通草、黄连、竹茹等具有理气化痰、燥湿清热等功效的中药。

特效穴位

>> 三阴交穴、关元穴、手三里穴、下脘穴、丰隆穴。

日常养护

>> 宜食芦笋、白萝卜、香菇、苦瓜、冬瓜、薏米等；忌食肥厚、甜腻食物；进食宜细嚼慢咽；定时测量体重，通过饮食和运动来减肥消脂。

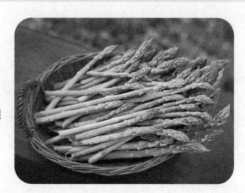

舌胖嫩，苔薄腻

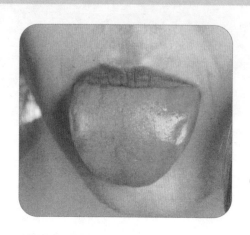

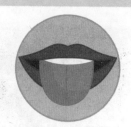

舌象表现

>>> 舌质较嫩，舌苔薄腻，舌体较正常胖大。

常见病症

>>> 此舌象大多是由脾虚不能运化水湿，致水湿内停，久而生热引起的，可见四肢沉重、身体倦怠、头晕、食少纳呆、脘腹胀闷等症。

对症治疗

>>> 治疗应以健脾祛湿、滋阴清热为原则，可选择砂仁、陈皮、苍术、厚朴、生姜、甘草、白术、茯苓等具有补脾、养阴、燥湿等功效的中药。

特效穴位

>>> 天枢穴、脾俞穴、足三里穴、中脘穴、胃俞穴。

日常养护

>>> 宜食鲫鱼、苹果、莲子、芡实、猪肚、赤小豆等；食疗可选陈皮砂仁鲫鱼汤、薏米冬瓜汤等；祛除体内湿气的同时要注意防寒，不要受凉，避免寒邪侵袭。

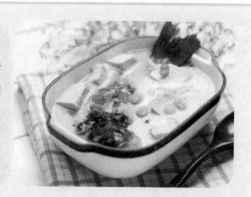

舌质红，苔黄腻

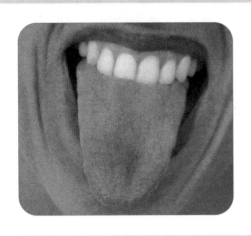

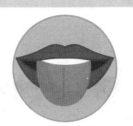

舌象表现

>> 舌质偏红，舌苔黄腻。

常见病症

此舌象表示体内热盛，是由感受暑湿之邪，继而化燥化火引起的，可见身热、头重、口渴、困倦、胸闷心烦、小便短赤等症。

对症治疗

>> 治疗应以清暑祛湿、泻火清热为原则，可选择鸡骨草、葛根、荷叶、金银花、薄荷、荆芥、白芷等具有解表祛暑、化湿和中等功效的中药。

特效穴位

>> 阴陵泉穴、公孙穴、委中穴、合谷穴、大椎穴。

日常养护

>> 宜食冬瓜、绿豆、黄瓜、丝瓜、西瓜等食物；夏季空调温度不可调得太低，应定时开窗通风；适量运动可散发体内暑湿之气，可选择慢跑及各种球类运动。

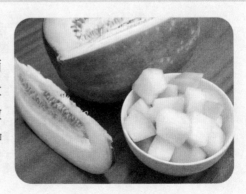

舌胖大，苔白腻

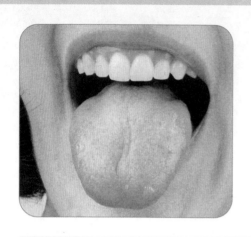

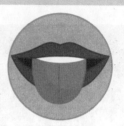

舌象表现

》》舌质色淡，舌体胖大，舌苔白腻，舌边有齿痕。

常见病症

》》此舌象大多是由脾失健运，水湿停聚而生痰，痰浊中阻，上蒙清窍引起的，可见头部昏蒙沉重而痛、胸脘满闷、面红目赤、便秘等症。

对症治疗

》》治疗应以健脾化痰、通络止痛为原则，可选择半夏、白术、天麻、厚朴、苏子、蔓荆子、黄芩、大黄等具有健脾祛湿、化痰止痛等功效的中药。

特效穴位

》》百会穴、印堂穴、头维穴、丰隆穴、合谷穴。

日常养护

》》食疗可选橘皮粥、生姜萝卜汁等；避免头部受到风邪、寒邪侵袭；头痛发作时注意休息，保持居室安静，光线不要太强；不宜动怒，保持心情平和。

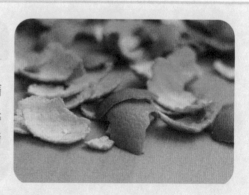

舌暗红，苔黄腻，有瘀斑

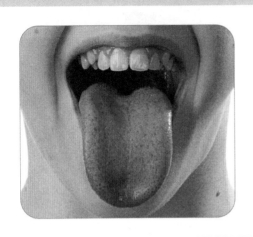

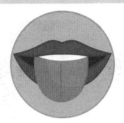

舌象表现

》》舌质暗红，舌苔黄腻，舌面上有瘀斑。

常见病症

此舌象大多是由痰浊和瘀血阻滞经脉，致气机受阻、血行不畅引起的，可见身体局部疼痛、肢体僵硬或麻木、痰多、胸闷、头晕等症。

对症治疗

》》治疗应以化痰祛瘀、行气活血为原则，可选择天南星、甘草、麻黄、当归、赤芍、丹皮、桃仁、红花等具有散瘀活血、行气通络等功效的中药。

特效穴位

》》足三里穴、阴陵泉穴、血海穴、膈俞穴、丰隆穴。

日常养护

》》宜食无花果、山楂、荠菜、冬瓜、香菇、芹菜等食物；忌食黏腻易生痰的食物，如蛋糕、巧克力等甜食；坚持有规律的运动，锻炼身体，增强机体免疫力。

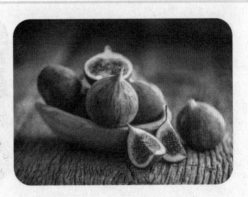

舌暗红，舌胖大，苔薄腻

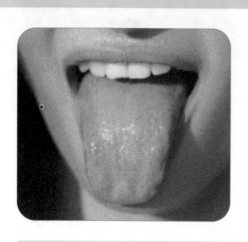

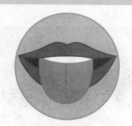

舌象表现

》》舌质暗淡偏红，舌体胖大，舌苔薄腻。

常见病症

》》此舌象大多是由脾气虚弱致气血津液运化失调，聚湿生痰、瘀血阻络引起的，可见痰多胸闷、关节酸痛、四肢麻木等症。

对症治疗

》》治疗应以健脾祛湿、化痰行瘀为原则，可选择半夏、天麻、白术、茯苓、甘草、橘红、独活、桑寄生等具有燥湿化痰、活血化瘀等功效的中药。

特效穴位

》》脾俞穴、承山穴、肾俞穴、次髎穴、三焦俞穴。

日常养护

》》宜食莴笋、胡萝卜、芡实、山药、扁豆等食物；在祛湿的同时要注意调理肠胃，不要食用易伤脾胃的生冷食物；可用生姜、陈皮、薄荷煮水泡脚。

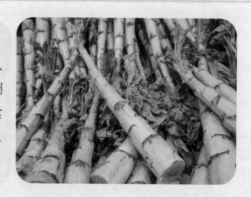

裂纹舌，苔薄腻

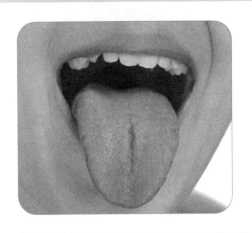

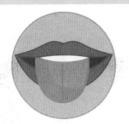

舌象表现

》舌质暗红，舌苔薄腻，舌面有裂纹。

常见病症

此舌象大多是由饮食不节致脾虚，使湿浊内停，郁久生胃热引起的，可见腹胀、纳呆、恶心呕吐、胃脘隐痛、泛酸、嗳气等症。

对症治疗

》治疗应以健脾养胃、除湿清热为原则，可选择党参、半夏、黄芩、黄连、干姜、炙甘草、茯苓、玄胡等具有益气养胃、降逆止呕等功效的中药。

特效穴位

》胃俞穴、大肠俞穴、足三里穴、三阴交穴。

日常养护

》宜食胡萝卜、苹果、菠菜、南瓜、卷心菜等食物；饮食以易消化、好吸收的粥类、汤水、面条等为宜；晚餐不要吃得太多，饭后不要立即躺卧。

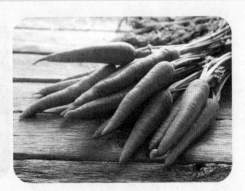

舌色红，苔薄白

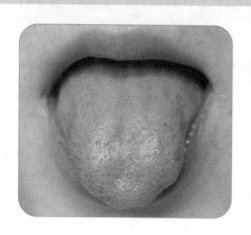

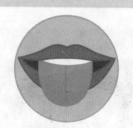

舌象表现

》舌质色红,舌苔薄且白,舌体胖大,舌边有齿痕。

常见病症

》此舌象大多是由脾虚运化失常,累及肾脏,使其不能化气行水而生湿痰引起的,可见形体肥胖、神疲倦怠、汗多黏腻、胸闷等症。

对症治疗

》治疗应以健脾祛湿、补肾行气为原则,可选择威灵仙、车前子、泽兰、苍术、胆南星、半夏、泽泻等具有健脾养肾、燥湿化痰等功效的中药。

特效穴位

》三阴交穴、丰隆穴、商丘穴、阴陵泉穴。

日常养护

》宜食易饱腹、热量低的食物,如蘑菇、粗粮、鱼类等;肥胖者要减轻体重;保持情绪稳定,避免过度紧张和压力过大;运动宜缓和,不应太过剧烈。

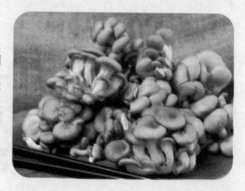

舌胖嫩，苔厚腻

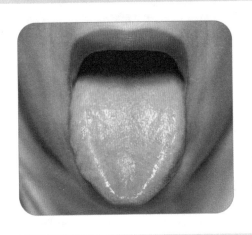

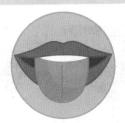

舌象表现

》舌质较嫩，舌体胖大，舌面湿滑，舌苔白且厚腻。

常见病症

此舌象大多是由脾虚使水液代谢失调，湿邪留滞体内而致湿盛引起的，可见面色萎黄、身倦乏力、下肢沉重、头晕等症。

对症治疗

》治疗应以健脾益气、利水祛湿为原则，可选白扁豆、山药、党参、茯苓、白术、干姜、苍术、黄芪等具有温中和胃、清热利湿等功效的中药。

特效穴位

》承山穴、阴陵泉穴、足三里穴、合谷穴。

日常养护

》宜食柚子、葡萄、雪梨等；饮食宜清淡，以保持良好的消化功能；三餐要规律，不要暴饮暴食；保持睡眠充足，不熬夜；避免淋雨，以免湿邪外侵。

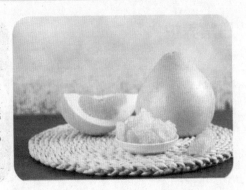

舌淡胖，有齿痕，苔黄腻

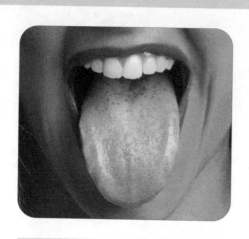

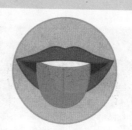

舌象表现

》》舌质色淡，舌苔黄腻，舌体胖大，舌边有齿痕。

常见病症

》》此舌象大多是由脾胃虚损，感受寒邪而生痰引起的，可见痰多、小腹胀闷、汗多、四肢浮肿、身重体乏、大便稀溏等症。

对症治疗

》》治疗应以健脾养胃、温中祛寒为原则，可选择人参、干姜、白术、炙甘草、茯苓、防风、麻黄等具有补益气血、化痰祛湿等功效的中药。

特效穴位

》》中脘穴、丰隆穴、三阴交穴、膻中穴、不容穴。

日常养护

》》食疗可选鲤鱼汤、薏苡仁扁豆粥、莲藕炒豆芽等；运动宜循序渐进，运动后注意补充水分；保证居室阳光充足、干燥卫生；勤洗热水澡。

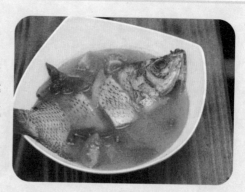

舌质红，有裂纹

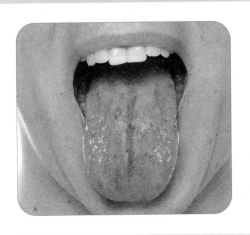

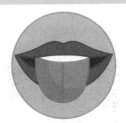

舌象表现

》》舌质偏红，舌苔黄腻，舌面有裂纹，舌下脉络紫黑。

常见病症

此舌象大多是由素体虚弱，外感痰邪，阻滞经络，导致血瘀引起的，可见肌肉刺痛、关节酸胀疼痛、体有瘀斑、胸闷等症。

对症治疗

》》治疗应以化痰行瘀、通络止痛为原则，可选择白芥子、桃仁、川芎、陈皮、红花、半夏、白芍等具有活血化瘀、化痰行气等功效的中药。

特效穴位

》》脾俞穴、天枢穴、气海穴、中脘穴、关元穴。

日常养护

》》宜食豆芽、豆腐、燕麦、苦瓜、牛奶、鸡蛋等食物；阴雨天气注意防寒保暖，并尽量待在室内；加强体育锻炼，增强机体抵御外邪的能力。

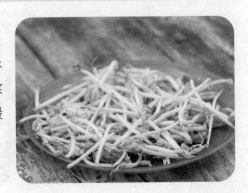

舌色红，苔黄腻

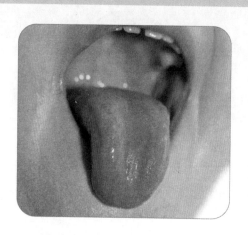

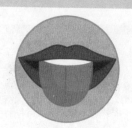

舌象表现

》》舌质色红，舌体适中，舌苔黄腻。

常见病症

》》此舌象大多是由脾肾阳虚，无法运化水液，致使体内水湿停滞，久聚化热引起的，可见午后热重、头晕头痛、食欲不振、腹胀腹泻等症。

对症治疗

》》治疗应以健脾利湿、芳香化浊为原则，可选择藿香、苍术、陈皮、车前子、厚朴、通草、白豆蔻等具有化湿醒脾、清热化痰等功效的中药。

特效穴位

》》中脘穴、地机穴、脾俞穴、胃俞穴、合谷穴。

日常养护

》》宜食具有补养脾肾的食物，如核桃、韭菜、黑芝麻、山药等；勤运动，既可以缓解压力，又可以通经活络，加速水分代谢，可选游泳、健身操、跑步等运动。

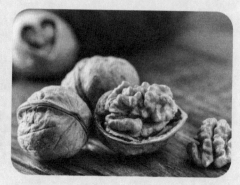

舌胖大，有齿痕

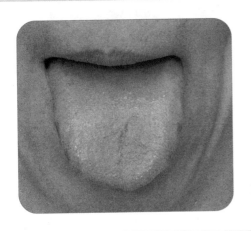

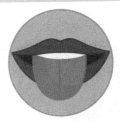

舌象表现

》》舌质淡，舌体胖大，舌苔白腻，舌边有齿痕。

常见病症

此舌象大多是由体内湿痰中阻，使清阳不升、浊阴不降而致清窍失养引起的，可见头重而痛、眩晕、嗜睡、脘腹痞满、呕吐恶心等症。

对症治疗

》》治疗应以逐湿化痰、祛风通络为原则，可选竹茹、黄芩、砂仁、苏子、半夏、大黄、枳实、白术等具有健脾除湿、化痰止痛等功效的中药。

特效穴位

》》天枢穴、中脘穴、内关穴、百会穴、印堂穴。

日常养护

》》宜食新鲜蔬菜、野菜、时令水果等食物；保持情绪稳定，避免过度紧张；工作、生活张弛有度，不要劳累过度；多开窗通风，以祛除湿气。

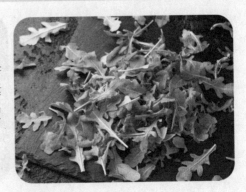

舌紫红，有瘀斑

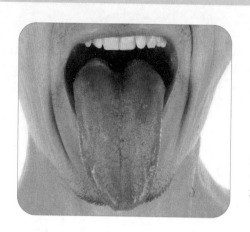

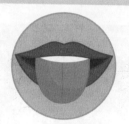

舌象表现

》》舌质紫红，舌根部苔黄腻，舌面上有瘀斑。

常见病症

》》此舌象大多是由肝郁气滞，阻络经脉，致血瘀痰湿而引起的，可见情志不畅、胁肋胀痛、呕吐吞酸、不思饮食、嗳气等症。

对症治疗

》》治疗应以疏肝理气、活血化瘀为原则，可选择郁金、香附、白芍、陈皮、枳壳、柴胡、红花、桃仁等具有行气活血、逐瘀通络等功效的中药。

特效穴位

》》膻中穴、中脘穴、合谷穴、鱼腰穴、太冲穴。

日常养护

》》宜食西红柿、芹菜、茼蒿、橙子、柚子、柑橘等；戒酒；注意情志调畅，多参加有益身心的娱乐活动；注意防范风寒，天冷外出可戴口罩或围围巾。

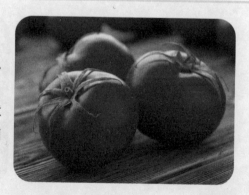

舌暗红，苔黄薄

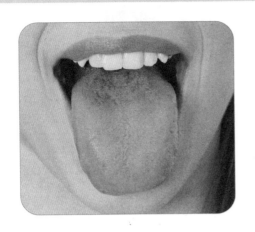

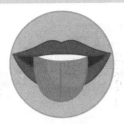

舌象表现

>>> 舌质色暗偏红，舌苔黄薄且腻。

常见病症

此舌象大多是由体内气血循环不畅，瘀血阻滞、痰湿蕴结引起的，可见脸色苍白或面容暗淡、胸闷、心悸、腹胀、腰痛、胁肋刺痛等症。

对症治疗

>>> 治疗应以行气活血、化痰祛瘀为原则，可选用牛膝、三七、黄芪、防风、桑枝、白芍、泽泻、桂枝等具有活血通络、化瘀导滞等功效的中药。

特效穴位

>>> 肩井穴、三阴交穴、膻中穴、涌泉穴、丰隆穴。

日常养护

>>> 宜食红豆、红枣、山楂、韭菜、茄子、丝瓜、玉米、山楂等食物；避寒就暖，防止受凉受冻；不要久坐久卧，经常活动四肢，以舒展肌肉，畅通经络。

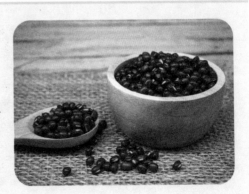

舌质淡，苔白腻

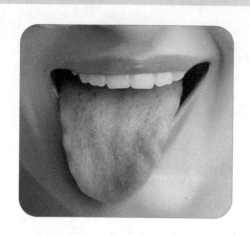

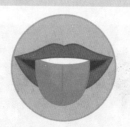

舌象表现

》》舌质色偏淡，舌苔白腻且厚，舌边有齿痕。

常见病症

》》此舌象大多是由脾运化失常，水液失于输布而生湿酿痰引起的，可见倦怠乏力、汗出较多、心胸烦闷、大便溏泄等症。

对症治疗

》》治疗应以健脾祛湿、化痰软坚为原则，可选择黄芪、山药、薏苡仁、竹茹、菖蒲、佛手、菊花、莲子等具有清热化痰、祛湿养阴等功效的中药。

特效穴位

》》气海穴、中脘穴、中极穴、足三里穴、天枢穴。

日常养护

》》宜食紫菜、香椿、洋葱、蚕豆、白萝卜、海带、柠檬、樱桃等；忌食石榴、枇杷、柿子、李子、甲鱼等；加强运动，以活络通经；定期体检。

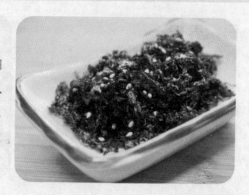

舌暗紫，苔浊腻

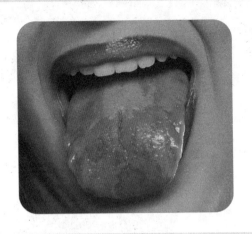

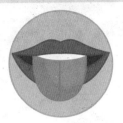

舌象表现

》》舌质紫暗，舌苔浊腻，颜色偏黄，舌体微颤，舌边有齿痕。

常见病症

此舌象大多是由气机不通、血行不畅，致瘀血阻络、痰湿凝聚引起的，可见精神不振、身体疲乏、困倦、手足心热等症。

对症治疗

》》治疗应以行气活血、祛瘀通络为原则，可选择香附、丹参、赤芍、郁金、桃仁、木香、延胡索、佛手等具有疏通经络、祛湿化痰等功效的中药。

特效穴位

》》丰隆穴、风池穴、膈俞穴、大椎穴、风府穴。

日常养护

》》宜食柑橘、生姜、柠檬、赤小豆、莲藕等；不要淋雨、洗冷水澡、坐湿草地等；培养兴趣爱好，如绘画、书法、唱歌、跳舞等，以调畅情志。

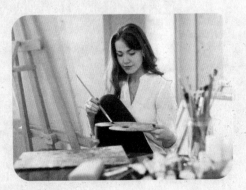

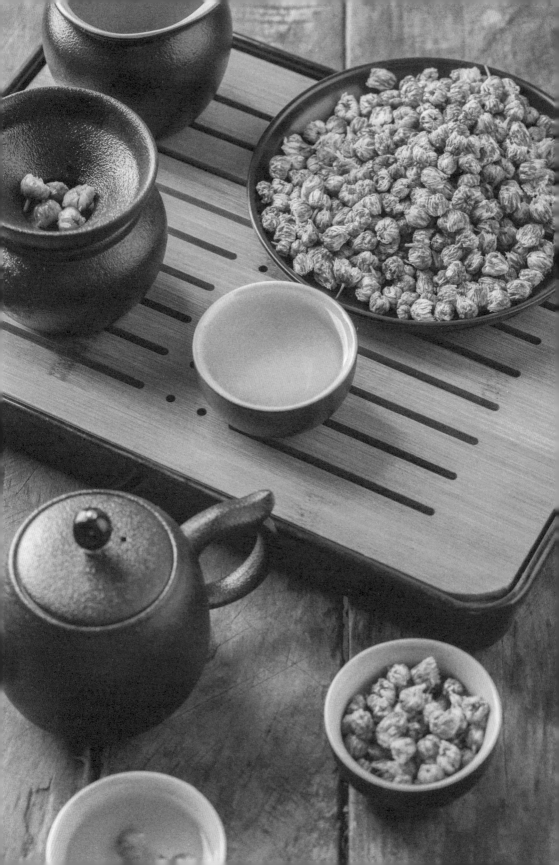

第九章
长痘的湿热体质

　　湿热体质，是指因夏秋天热湿重，湿和热同时侵袭人体，或因体内水湿久滞而化热，或因阳热体质致湿从阳化热而湿热并存的一种体质。湿热体质的人容易患有黄疸、疖肿及各种皮肤病，如痤疮、湿疹、脂溢性皮炎等。

湿热体质者的表现

湿即水湿，有内湿和外湿之分。内湿多因脏腑功能失调所致，外湿多由气候和环境潮湿等外来水湿入侵而致。热可由嗜辛辣、热性食物或体内阳气过盛所致。湿热体质的形成主要有感受外邪、脾胃运化失司、饮食不节及情志不畅等原因，一般可表现为头身困重、午后发热更甚、体型偏胖或消瘦、皮肤油腻、面部生疮、眼睛红赤、小便短赤、大便黏滞或燥结等。具体表现则因湿热所在部位不同而有所差别。

脾胃湿热

脾胃湿热是指因饮食不调或感受湿热之邪使湿热蕴结脾胃而致脾失健运、胃失纳降，表现为脘腹胀闷、食欲降低、肢体困倦、恶心呕吐、肌肤发黄、身热起伏、尿少色黄、大便溏泄、舌红苔黄腻、脉濡数等。

肠道湿热

肠道湿热是指因饮食不节、进食腐败不洁食物或夏秋暑湿热毒侵犯肠道，使湿热蕴结大肠而致大肠传导失职，表现为腹痛拒按、下痢脓血、里急后重或暴注下泻、午后热盛、口渴、纳呆呕恶、小便短黄、舌红苔黄腻、脉滑数等。

膀胱湿热

脾胃湿热是指因感受湿热或脾胃内伤使湿热蕴结下焦膀胱而致膀胱气化失司，表现为尿频、尿急、尿短黄赤、尿浊如膏、尿中有砂石、血尿、尿少而涩痛、小腹胀痛、腰痛、发热、舌红苔黄腻、脉数等。

肝胆湿热

　　肝胆湿热是指因嗜酒、嗜肥甘辛辣，或外感湿热，或脾胃水湿内生、日久化热，使湿热蕴结肝胆而致肝胆功能失常，表现为胁肋灼痛或胀痛、身目发黄、发热、口苦、食少纳差、腹胀、小便黄、大便或溏或闭、舌红苔黄腻、脉弦数或弦滑等。

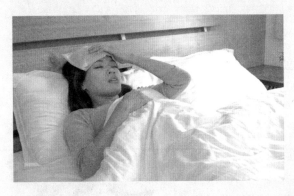

发热是肝胆湿热的常见症状之一

湿热痹证

　　湿热痹证是指因素体阳盛或湿邪入里化热，使体内湿热蕴结而致湿热交蒸，表现为肢体骨节烦疼、关节红肿热痛、局部灼热且得凉则舒、身热寒战、面目色黄、口渴不欲饮、心烦、小便短黄、舌红苔黄腻、脉濡数或滑数等。

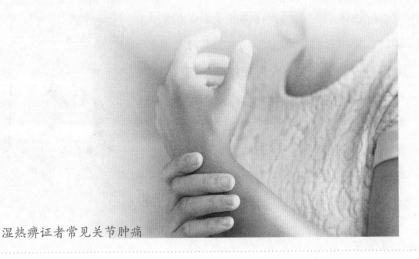

湿热痹证者常见关节肿痛

湿热体质者的养护

湿热体质的人可以从以下几个方面进行调理养护。

饮食

湿热体质的人适宜吃一些具有清热利湿作用的食物,如西瓜、木瓜、黄豆芽、绿豆芽、山药、香菜、荆芥、藿香、绿豆、丝瓜、空心菜、卷心菜、莲藕、白菜、蚕豆、鸭肉等。饮食种类以汤、粥为佳,可用冬瓜、赤小豆等和排骨一起煲汤,或者用茯苓、白术等药材和小米、大米一起煮粥,都具有健脾、清热、祛湿的功效。另外,还要注意饮食卫生,避免摄入发霉变质、不洁食物,尤其是夏季,防止引起腹泻、发烧等症。

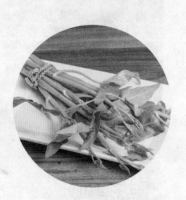

空心菜具有清热利湿的作用,适合湿热体质者食用

运动

湿热体质的人适宜高强度及运动量较大的运动,如中长跑、爬山、武术、游泳及各种球类等,目的是通过出汗排出体内水湿,以达到清热利湿的效果。此外,运动还能舒展筋骨、增强身体的柔韧性,可以改善关节僵硬、涩滞的情况,进而促进肝胆疏泄。夏季气温高、湿度大,运动时应注意防暑,最好选择早晨和傍晚天气较凉爽时进行。冬季运动以微出汗为宜,并注意运动前后的保暖,避免受凉。

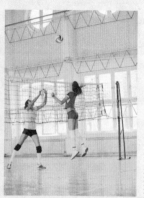

排球可充分活动身体,适宜湿热体质者

起居

　　良好的睡眠质量和充足的睡眠时间对改善湿热体质非常重要，因此晚上应该按时休息，不要熬夜，以免影响肝胆之气的升发，从而滋生湿热。湿热体质者最怕燥热潮湿的环境，因此要经常开窗换气，保持居室干燥通风、凉爽舒适。另外，湿热体质者的皮肤容易感染，所以被褥及贴身衣物应选择天然纤维、棉麻丝绸等质地。还要注意个人卫生，勤换衣物、勤洗澡。保持二便通畅，也可以很好地防止体内湿热郁积。

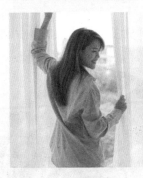

天气良好时，注意给居室开窗通风

方剂

　　连朴饮：川连（姜汁炒）、制半夏、石菖蒲各 3 克，制厚朴 6 克，香豉（炒）、焦栀各 9 克，芦根 60 克。将所有药材加水煎服。此方剂可清热化湿、理气和中，主治湿热霍乱。

　　龙胆泻肝汤：龙胆草（酒炒）、生甘草各 6 克，黄芩（酒炒）、山栀子（酒炒）、木通、车前子各 9 克，泽泻 12 克，当归（酒炒）8 克，生地黄 20 克，柴胡 10 克。将所有药材加水煎煮，每日 2 次，温开水送服。此方剂可清利肝经湿热、清泻肝胆实火，主治肝经湿热下注证、肝胆实火上炎证。

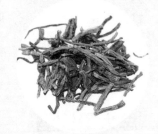

龙胆草具有清热燥湿、泻肝胆火的功效

湿热体质者保养禁忌

湿热之邪对人体的伤害非常大，尤其是湿邪，因此有"千寒易除，一湿难去"的说法。另外，现代人生活质量大大提高，夏有空调、冬有暖气，身体对寒热的感知不再那么敏感，抵御病邪的能力也有所下降，因此在日常调理时更需要注意。

忌嗜吃辛辣燥热食物

辛辣燥热食物是指具有强烈刺激性及热性较大的食物，主要包括大葱、大蒜、生姜、香菜、韭菜、辣椒、花椒、胡椒、八角、小茴香、洋葱等。湿热体质的人本身体内热气就盛，如果再经常或过量食用这些食物，就会滋生更多热气，加重湿热体质者的发热、咽燥口渴、面红目赤等症状，也会给湿热体质的调理增加难度。另外，火锅、煎炸、烧烤等食物也要少吃或不吃，以免助生热气。

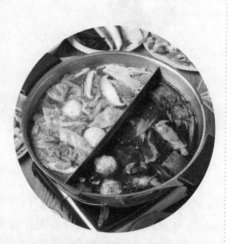

吃太多火锅，尤其是辣锅，容易助湿生热

忌大量饮酒

酒在酿造的过程中积聚了大量湿热之气，是热性极大的一种饮品，如果湿热体质者经常大量饮酒，必然会使体内湿热蕴结更多。除此之外，经常饮酒还会损伤胃和肝脏，降低胃的消化功能及肝的疏泄能力，不仅使体内湿热之气更加难以排出，还会增加更多湿热。

忌盲目进补

进补是指在秋冬季节通过进食某些食物或药材来补益身体的一种方法，这类食物或药材主要包括羊肉、老母鸡、人参、鹿茸、阿胶等，大多属于性质温热之物。需要注意的是，进补之前要先了解自己的体质，因为不是所有的体质都适合进补。对湿热体质的人来说，进补就像火上浇油，不但不会增强体质，还会加重湿热症状。

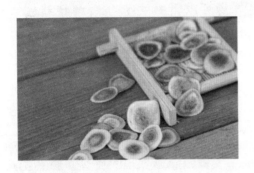

鹿茸性热，湿热体质者忌服

忌急躁烦闷

湿热体质的人，一般情绪比较不稳定，他们大多脾气较差，容易发怒、急躁、烦闷等。这些不良情绪又会导致他们的睡眠质量差、食欲不佳等，这使得湿热症状更加严重。因此，湿热体质者应学会把控自己的情绪，合理宣泄不良情绪，尽力保持心态平和，因为情绪平稳有利于体质调理。

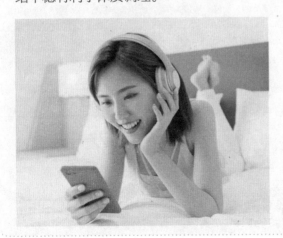

音乐可平复情绪、怡情养性

湿热体质者的膳食调理

绿豆莲子汤

　　绿豆性凉，具有清热解毒、去火解暑的功效，还可以保护心血管健康；莲子性平，味甘、涩，具有养心安神、健脾止泻、益肾涩精的功效。二者在一起煲汤可以清热去火，缓解情绪，适合情绪不稳定的湿热人群。

材料

绿豆 200 克，莲子 50 克，冰糖适量。

做法

1.将绿豆和莲子清洗干净，并浸泡两小时左右。

2.将泡好的绿豆和莲子放入锅中，并加入适量清水。

3.大火煮 10 分钟左右，转小火煮，直至绿豆开花，再煮沸 5 分钟左右。

4.加入冰糖，搅拌均匀即可。

 健康叮咛

　　绿豆莲子汤不宜空腹喝，体质寒凉、腹泻、肠胃疾病患者等不宜食用，孕妇不宜过量食用。

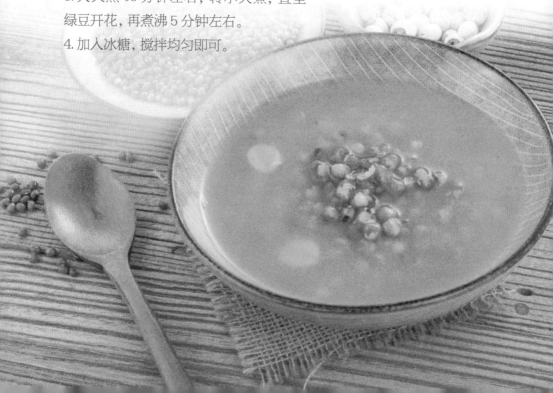

冬瓜荷叶茶

　　冬瓜味甘、淡，性微寒，具有减肥消毒、清热消肿的功效；荷叶性平，味苦、涩，可以散瘀止血，清热解暑；决明子性微寒，具有清肝益肾、润肠通便的功效。三者一起泡茶具有消暑化湿、清热泻火、降脂明目的功效，可以治疗高血压、高脂血症及便秘等。

材料

干荷叶 10 克，干冬瓜皮 20 克，决明子 10 克。

做法

1. 将干荷叶、干冬瓜皮、决明子清洗干净，沥干水分备用。
2. 将干荷叶、决明子放入锅中，添加 600 毫升左右的清水，大火煮沸腾，转小火煮 10 分钟。
3. 将干冬瓜皮放入锅中，煮 5 分钟左右。
4. 将茶渣滤出，茶汤倒入杯中饮用即可。

健康叮咛

　　孕妇、经期女性、低血压者不宜饮用。

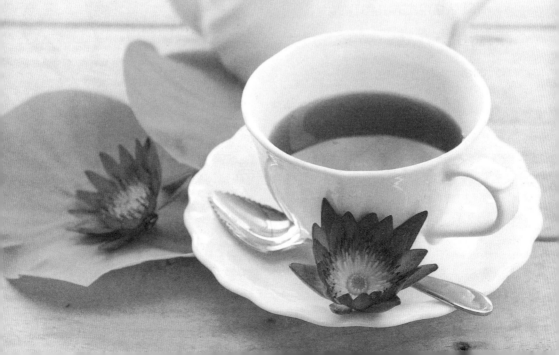

湿热体质者常用养生穴位

中脘穴

中，即中间；脘，即胃脘。中脘穴即位于胃脘中部的穴道。中脘穴位于上脘穴和下脘穴中间，是胃募穴和八会穴的附会之处。该穴位具有降逆化湿、和胃健脾的功效，是治疗消化系统疾病的常用穴位之一。此外，刺激该穴还可治疗癫痫、子宫脱垂、黄疸、中暑、失眠等疾病。

📍 位置

中脘穴位于上腹部，肚脐上4寸处。

👆 取穴

采用仰卧姿势，前正中线上，胸骨下端和肚脐连接线的中点即为此穴。

👅 应用

刺灸：直刺0.5~1.0寸。

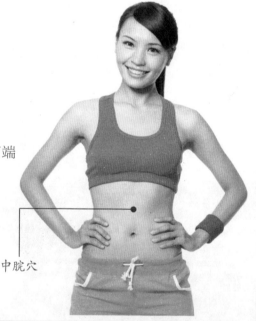

中脘穴

配伍治病
中脘穴 + 百会穴 + 足三里穴 + 神门穴：可治失眠
中脘穴 + 膻中穴 + 天突穴 + 丰隆穴：可治哮喘
中脘穴 + 梁丘穴 + 下巨虚穴：可治急性胃肠炎
中脘穴 + 肝俞穴 + 太冲穴 + 三阴交穴 + 公孙穴：可治胃溃疡

大肠俞穴

　　大肠，即大肠腑；俞，即输。大肠俞即大肠中的水湿之气通过此处输送至膀胱经。该穴位于腰部，隶属于足太阳膀胱经，具有调和脾胃、通调腑气、理气降逆、祛湿止泻的功效。刺激该穴位可以治疗消化系统、神经精神系统及泌尿生殖系统等方面的疾病。

📍位置

大肠俞穴位于腰部，第四腰椎棘突下旁开 1.5 寸处。

取穴

第四腰椎棘突下，旁开两横指处。

👅应用

艾灸：以艾条温灸 10~15 分钟，或以艾柱灸 5~7 壮。

刺灸：直刺 0.8~1.0 寸，或向下平刺 2.0~2.5 寸。

刺灸：直刺 1.0~1.5 寸。

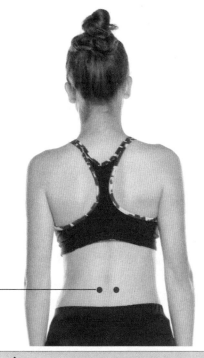

大肠俞穴 ——

配伍治病

大肠俞穴 + 气海穴 + 足三里穴 + 支沟穴：可治便秘

大肠俞穴 + 关元穴：可治腰痛

大肠俞穴 + 上髎穴 + 次髎穴 + 委中穴：可治腰肌劳损

大肠俞穴 + 天枢穴 + 气海穴：可治肠道疾病

三焦俞穴

三焦，即三焦腑；俞，即输。三焦俞穴即三焦腑的水湿之气通过此处外输至膀胱经。该穴位于背部，隶属于足太阳膀胱经，具有利水强腰、调理三焦的作用，可以治疗小便不利、肠鸣、水肿、青春痘等疾病。此外，该穴位与气海穴、足三里穴配伍还可治疗肠鸣、腹泻。

🔎 位置

三焦俞穴位于腰部，第一腰椎棘突下旁开 1.5 寸处。

✋ 取穴

采用俯卧姿势，第一腰椎棘突下，旁开两横指处即为该穴。

👅 应用

刺灸：直刺 0.5~1.0 寸。
拔罐：以火罐留罐，时长为 5~10 分钟。
艾灸：以艾条温和灸该穴位，时长为 5~20 分钟。

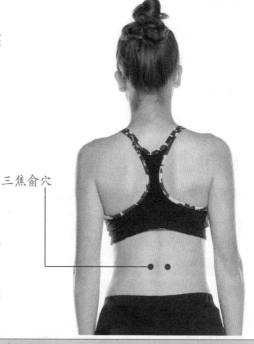

三焦俞穴

配伍治病

中脘穴 + 百会穴 + 足三里穴 + 神门穴：可治失眠

中脘穴 + 膻中穴 + 天突穴 + 丰隆穴：可治哮喘

中脘穴 + 梁丘穴 + 下巨虚穴：可治急性胃肠炎

中脘穴 + 肝俞穴 + 太冲穴 + 三阴交穴 + 公孙穴：可治胃溃疡

阴陵泉穴

阴，即水；陵，即土丘；泉，即水泉穴。该穴名意为脾经地部流行的水液及脾土物质混合物在此处汇聚堆积。阴陵泉穴隶属于足太阴脾经，与阳陵泉穴相对，是脾经的合穴，具有排渗脾湿、健脾利水等功能。刺激该穴位可以治疗小便不利、腹泻、腹胀、痛经等疾病。

📍 位置

阴陵泉穴位于小腿内侧，胫骨内侧髁后下方凹陷处。

🖐 取穴

采用正坐或仰卧姿势，小腿内侧、胫骨内侧髁后下方凹陷处即为该穴。

👅 应用

刺灸：直刺 1~2 寸。

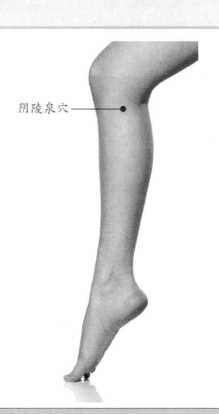

阴陵泉穴

配伍治病

阴陵泉穴 + 肝俞穴 + 至阳穴：可治黄疸

阴陵泉穴 + 足三里穴 + 上巨虚穴：可治腹泻、腹胀

阴陵泉穴 + 中极穴 + 膀胱俞穴 + 三阴交穴：可治小便不利

阴陵泉穴 + 水分穴：可治水肿

舌暗红，苔白腻

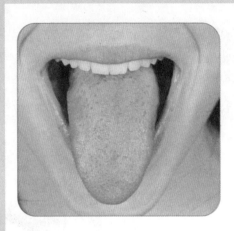

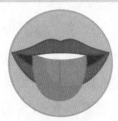

舌象表现

》》舌质暗红，舌苔均匀布满舌面，白腻且稍厚。

常见病症

》》此舌象大多是由痰邪阻滞经脉，引起血瘀，痰瘀互结，久而化热引起的，可见皮肤粗糙、毛孔粗大、燥热、面部生有丘疹、情绪不稳等症。

对症治疗

》》治疗应以化痰祛瘀、清热通络为原则，可选川芎、竹茹、半夏、红花、茯苓、桃仁、黄连、地骨皮等具有活血散瘀、泻火解毒等功效的中药。

特效穴位

》》血海穴、曲池穴、丰隆穴、三阴交穴。

日常养护

》》宜食性质偏凉的食物，如黄瓜、雪梨、香菇、冬瓜、菠菜等；忌食甜食及辛辣之物；戒烟控酒；改变不良生活习惯，避免熬夜；增大运动量。

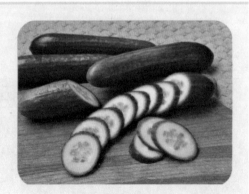

湿热体质者的舌象及对症调养

舌色红，苔薄腻

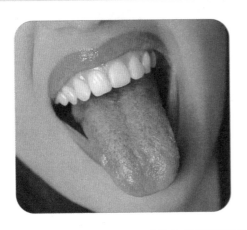

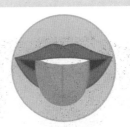

舌象表现

》》舌质色红，舌苔腻，并且很薄。

常见病症

》》此舌象大多是由湿邪与热邪于体内相合，湿热交困，不得发泄引起的，可见热势缠绵、神志昏沉、胸脘满闷、食欲低下等症。

对症治疗

》》治疗应以清热祛湿为原则，可选择藿香、半夏、猪苓、泽泻、厚朴、石菖蒲、龙胆草、柴胡、大黄、栀子、黄檗等具有清热利湿功效的中药。

特效穴位

》》曲池穴、阴陵泉穴、承山穴、三阴交穴。

日常养护

》》宜食薏苡仁、丝瓜、西瓜、赤小豆、小米、山药等食物；可用干荷叶、淡竹叶等泡茶饮用；运动过后，可以简单冲个澡，并更换掉汗湿的衣服。

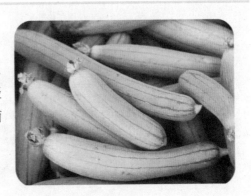

舌暗红，黑燥苔

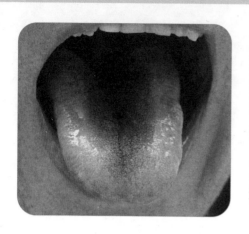

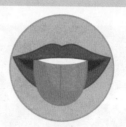

舌象表现

》》舌质暗红，舌面缺少津液，舌苔干燥、焦黑。

常见病症

》》此舌象表明肝胆有实热，大多是由外感热邪，蕴结于内引起的，可见口苦燥渴、面红目赤、身烦热燥、小便黄、便秘等症。

对症治疗

》》治疗应以清热解毒、泻实败火为原则，可选择龙胆草、半夏、赤芍、半枝莲、三七、夏枯草、黄芩、栀子等具有清热、泻火等功效的中药。

特效穴位

》》中脘穴、风池穴、阳白穴、百会穴、内关穴。

日常养护

》》宜食佛手瓜、豆腐、芹菜、紫菜、海带、牡蛎、螺肉、扁豆、绿豆、鸭肉等食物；忌食五花肉、蛋糕等肥腻、黏滞食物；保持情绪舒畅，以利肝胆疏泄。

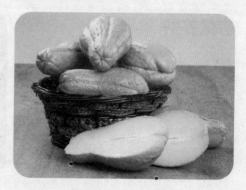

舌淡红，苔厚腻

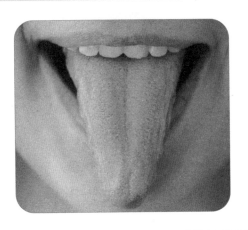

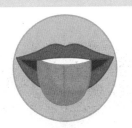

舌象表现

》》舌质淡红，舌苔为黄色，且较为厚腻。

常见病症

此舌象大多是由湿邪、热邪同时蕴结于肝胆引起的，可见身面俱黄、胁肋灼痛、口苦、恶心、腹胀、食少、小便黄或短赤等症。

对症治疗

》》治疗应以疏肝利胆、清热利湿为原则，可选用柴胡、龙胆草、木通、生地、甘草、车前草、栀子等具有清肝利胆、泻热除湿等功效的中药。

特效穴位

》》肝俞穴、太冲穴、劳宫穴、章门穴、脾俞穴。

日常养护

》》宜食大米、小米、赤小豆、冬瓜、香菇、白萝卜等食物；饮酒者要坚决戒酒，以免加重肝胆的负担和损害；坚持锻炼身体，进行长跑、游泳、跳健身操等。

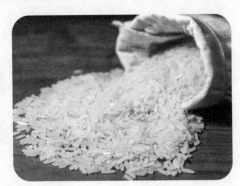

舌暗红，胖大舌

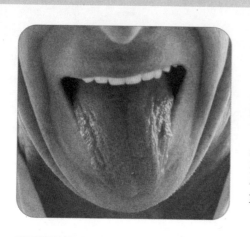

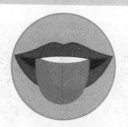

舌象表现

》》舌质暗红，舌苔黄且厚腻，舌体胖大，舌边有齿痕，舌面有瘀斑。

常见病症

》》此舌象大多是由风邪入侵，并挟带湿邪，湿郁而化热引起的，可见头痛、发热、关节热痛、恶风、肢体屈伸不利、小便色黄等症。

对症治疗

》》治疗应以祛风化湿、清热养阴为原则，可选择防风、当归、桂枝、白芷、生地、黄芩、苍术等具有散风、降火、祛湿、泻热等功效的中药。

特效穴位

》》丰隆穴、脾俞穴、三阴交穴、足三里穴、肾俞穴。

日常养护

》》宜食蛋类、鱼类、瘦肉类等；饮食应节制，定时定量；控制盐的摄入量；少吃或不吃甜腻食物；关节疼痛较严重时，应减少活动，卧床休息。

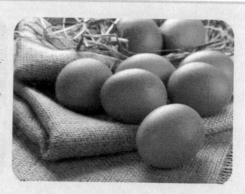

舌色紫，苔黄腻

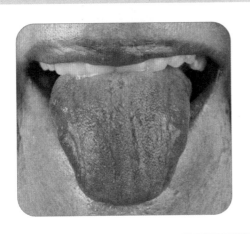

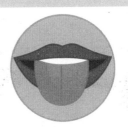

舌象表现

》》舌质偏紫色，舌体胖大，舌苔厚腻、色黄。

常见病症

此舌象大多是由肝郁化火、痰浊内生，火痰相结侵犯机体引起的，可见急躁易怒、饮食失常、心烦失眠、咳痰不爽、胃肠不适、口苦咽干等症。

对症治疗

》》治疗应以疏肝解郁、清热化痰为原则，可选择大黄、龙胆草、栀子、胆南星、枳实、橘红、茯苓等具有清热泻火、化痰开窍等功效的中药。

特效穴位

》》涌泉穴、公孙穴、阴陵泉穴、足三里穴。

日常养护

》》宜食南瓜、扁豆、薏苡仁、丝瓜、茼蒿、西红柿、柚子、橙子、山楂等；避免和人发生言语冲突，以防动气发怒；不宜从事驾驶、水上及高空工作。

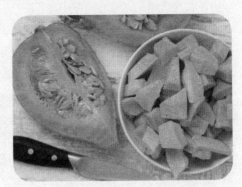

舌淡红，苔薄腻

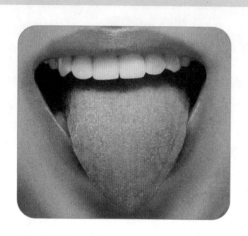

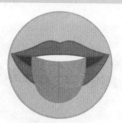

舌象表现

》》舌质淡红，稍偏暗，舌苔薄腻，舌面较干。

常见病症

》》此舌象大多是由体内瘀血停留，郁积生热引起的，可见发热、头痛、肢体沉重烦疼、咽干口苦、小便色黄或短赤、大便不畅等症。

对症治疗

》》治疗应以祛瘀通络、清热润肠为原则，可选用赤芍、丹参、莪术、藿香、败酱草、蒲公英、黄连等具有活血化瘀、清泻火热等功效的中药。

特效穴位

》》大肠俞穴、气海穴、委中穴、阴陵泉穴、膈俞穴。

日常养护

》》可用玫瑰花蕾、山楂、红枣等泡茶饮用；多吃新鲜蔬菜和水果；坚持运动，经常活动筋骨，以促进血液循环；保持心情愉快，以使气血和畅。

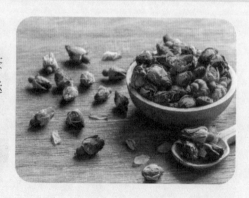

舌淡白，苔薄腻

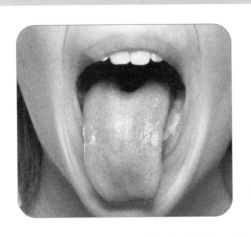

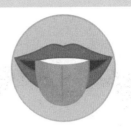

舌象表现

>>> 舌质色淡、偏白，舌苔较薄，呈黄腻状。

常见病症

此舌象大多是由湿邪挟带热邪，湿热互结导致瘀血内停引起的，可见皮肤油腻、口咽干燥、肢体沉重、疲乏困倦、小便短黄、大便黏滞或干结等症。

对症治疗

>>> 治疗应以清热利湿、活血化瘀为原则，可选用升麻、甘草、黄芩、茵陈、滑石、丹参、赤芍、当归等具有利水渗湿、祛瘀通络等功效的中药。

特效穴位

>>> 气海穴、阳陵泉穴、肝俞穴、三阴交穴、风门穴。

日常养护

>>> 宜食牛蒡、山药、绿豆、芦笋、胡萝卜、白萝卜、油菜等；烹调食物时少放盐和味精；衣服宜宽松透气，并要勤换洗；不洗冷水澡，水温也不要太高。

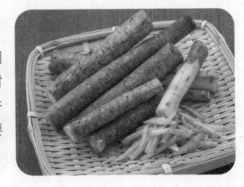

齿痕舌，有裂纹

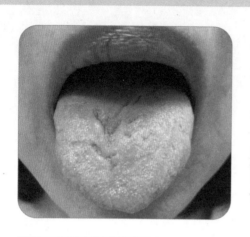

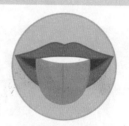

舌象表现

》》舌苔厚腻，舌体胖大，舌边有齿痕，舌面有裂纹。

常见病症

》》此舌象大多是由脾胃受损，加感受外邪，致湿浊内生，郁久化热引起的，可见面部痤疮或丘疹、发热、咽干口苦、关节酸痛、烦躁不安等症。

对症治疗

》》治疗应以清热化湿、解毒消肿为原则，可选择黄连、栀子、白鲜皮、黄芩、苦参、苍术、百部、黄檗等具有泻火解毒、清热燥湿等功效的中药。

特效穴位

》》太冲穴、血海穴、丰隆穴、三阴交穴。

日常养护

》》宜食燕麦、胡萝卜、糙米、红豆、黄花菜、苦瓜等；保证饮食营养均衡，并以清淡为主；面部痤疮不可用手挤；养成规律的作息习惯，不要熬夜。

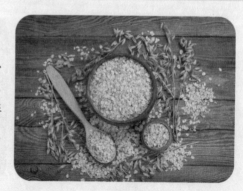

舌暗淡，苔灰黄

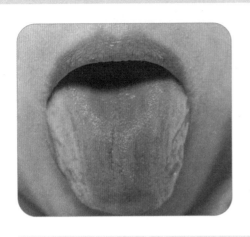

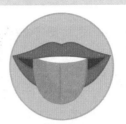

舌象表现

》》舌质暗淡，舌苔腻，且为灰黄色，舌面有裂纹。

常见病症

此舌象大多是由饮食不节使脾失运化，水湿久停化热，炼液成痰引起的，可见食欲不佳、纳呆、腹胀、口臭等症。

对症治疗

》》治疗应以健脾祛湿、化痰消积为原则，可选陈皮、甘草、法半夏、茯苓、神曲、焦山楂、麦芽、泽泻等具有利湿消痰、消积导滞等功效的中药。

特效穴位

》》天枢穴、阴陵泉穴、中脘穴、上巨虚穴。

日常养护

》》宜食荆芥、芹菜、绿豆、黄瓜、冬瓜、西瓜、鲫鱼、小米等食物；一日三餐要规律，早餐一定要吃；多吃富含膳食纤维的蔬果，以保持大便通畅。

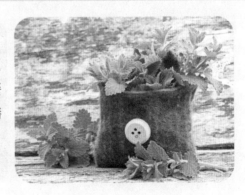

舌色红，苔水滑

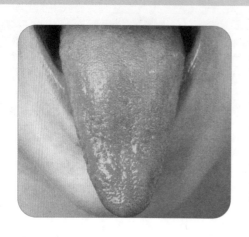

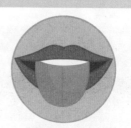

舌象表现

》》舌质红，尤以舌尖为甚，舌苔薄腻、水滑。

常见病症

》》此舌象大多是由湿热蕴结于脾胃、肝胆，致气机阻滞，湿热内盛引起的，可见神志昏沉、身重困倦、身热、小便不利、大便黏腻等症。

对症治疗

》》治疗应以健脾胃、利肝胆、清湿热为原则，可选用茵陈、大黄、芦根、黄芩、石菖蒲、川连、制半夏、制厚朴等具有清热利湿等功效的中药。

特效穴位

》》脾俞穴、胃俞穴、肝俞穴、百虫窝穴、曲池穴。

日常养护

》》宜食马齿苋、莲藕、绿豆芽、苦瓜、赤小豆等食物；忌食韭菜、生姜、辣椒、花椒等；保持居室干燥，可使用除湿器；睡前不宜饮用含咖啡因的饮品。

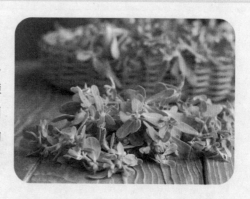

舌暗红，有齿痕

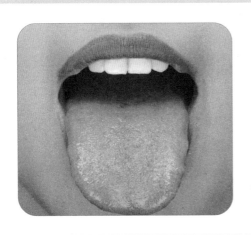

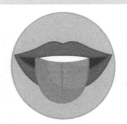

舌象表现

》舌质暗红，舌苔较薄，舌体稍胖大，舌边有齿痕。

常见病症

此舌象大多是由脾胃功能失调，运化、纳降能力受损引起的，可见脘腹痞胀或嘈杂、不思饮食、嗳气肠鸣、面色萎黄等症。

对症治疗

》治疗应以健脾养胃为原则，可选用麦芽、肉豆蔻、白术、黄芪、芡实、陈皮、神曲、香附、白芍、泽泻等具有调和脾胃、理气和中等功效的中药。

特效穴位

》中脘穴、脾俞穴、胃俞穴、阴陵泉穴。

日常养护

》食疗可选白萝卜汤、猪肚汤、薏米粥、莲子茶等；吃饭要细嚼慢咽，切忌狼吞虎咽，以免加重胃肠负担；每餐不要吃得太饱，以八分饱为宜。

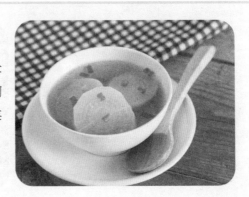

舌暗红，苔黄厚

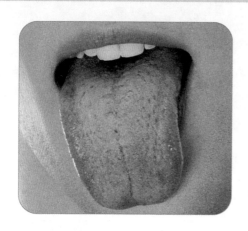

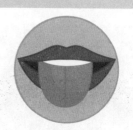

舌象表现

》》舌质暗红，舌苔黄且厚腻，舌面有裂纹。

常见病症

》》此舌象大多是由肝失疏泄，气机郁滞，肝气犯脾，致脾失健运引起的，可见心烦气躁、胁肋胀痛、嗳气食少、入睡困难等症。

对症治疗

》》治疗应以疏肝健脾、清热利湿为原则，可选白术、木香、山药、白芍、甘草、砂仁、陈皮、茯苓等具有健脾化湿、平肝潜阳等功效的中药。

特效穴位

》》中脘穴、内关穴、足三里穴、太冲穴、风池穴。

日常养护

》》宜食高粱、黑米、糯米、小米等谷物类；注意劳逸结合、避免劳累；夏季注意防暑，秋冬注意保暖；营造良好的睡眠环境，保证睡眠质量和时间。

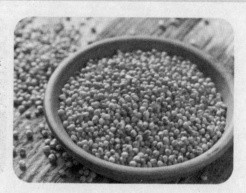

舌暗红，苔黄薄，有瘀点

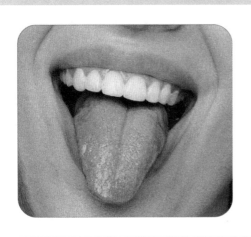

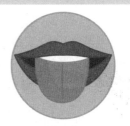

舌象表现

》》舌质暗红，舌苔黄薄且腻，舌边有瘀点和轻微齿痕。

常见病症

此舌象大多是由情志不畅或病邪侵扰致肝气郁结，久而化火引起的，可见胸胁或小腹窜痛、头晕、耳鸣、口苦、目赤等症。

对症治疗

》》治疗应以疏肝解郁、理气活血为原则，可选用夜交藤、川牛膝、黄芩、钩藤、菊花、天麻、桑寄生等具有清热平肝、祛风行气等功效的中药。

特效穴位

》》百会穴、风池穴、合谷穴、攒竹穴、太冲穴。

日常养护

》》宜食桑葚、芝麻、核桃、板栗、莴笋、菠菜、豆芽、芹菜等；劳逸结合，工作累时起来活动一下，中午可适当午休一会儿；晚上不要晚于 23 点入睡。

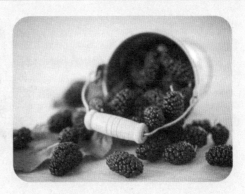

舌质淡，苔黄腻，有瘀点

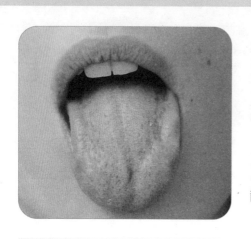

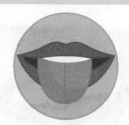

舌象表现

>> 舌质色淡，舌苔黄腻且厚，舌边缘散有瘀点。

常见病症

>> 此舌象大多是由湿浊内生，蕴结化热，阻遏肝胆，致肝胆湿热引起的，可见胁肋及脘腹胀痛、厌食、纳呆、恶心呕吐、口苦等症。

对症治疗

>> 治疗应以疏肝利胆、清热祛湿为原则，可选用栀子、柴胡、龙胆草、车前草、茵陈蒿、茯苓、连翘、滑石、泽泻、生地等具有利湿泻热等功效的中药。

特效穴位

>> 肝俞穴、胆俞穴、阴陵泉穴、太冲穴、内庭穴。

日常养护

>> 宜食田螺、猪肝等可清热利湿、养肝补肝的食物；可用板蓝根、菊花、麦冬、黄花菜等煎汤或泡茶饮用；可在办公桌上放一盆绿植，以疏肝养眼。

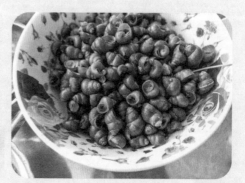

舌紫暗，苔厚腻

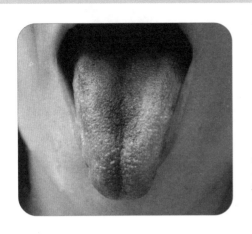

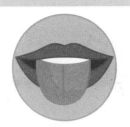

舌象表现

》》舌质紫暗，舌苔厚腻，呈灰黑色，舌体稍胖大。

常见病症

此舌象大多是由体内湿热蕴结，熏蒸脾胃肝胆，又与瘀血相结引起的，可见头重胸闷、目赤肿痛、身热不扬、多汗、口渴不欲饮等症。

对症治疗

》》治疗应以清热化湿、活血化瘀为

原则，可选用防己、山栀、连翘、黄檗、知母、蒲公英、大黄、黄芪等具有清泻湿热、通经活血等功效的中药。

特效穴位

》》大椎穴、肝俞穴、脾俞穴、阳陵泉穴、至阳穴。

日常养护

》》宜食板栗、红枣、核桃、龙眼等养肝血的食物；不要将烦恼、忧愁憋闷在心中，要适时宣泄出来；休闲时间多外出活动；多读书，以怡情养性。

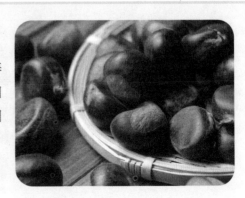

舌暗红，苔色黄

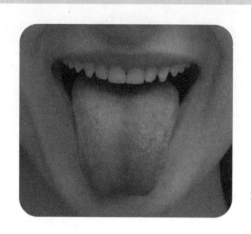

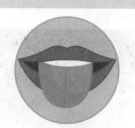

舌象表现

》》舌质暗红，舌体胖大，舌苔黄，舌边有瘀点。

常见病症

》》此舌象大多是由热结肺胃，加之肝气不舒，郁结不畅引起的，可见咳嗽胸痛、口干咽燥、口臭、发热、脘腹胀闷、嗳气等症。

对症治疗

》》治疗应以清肺养胃、疏肝理气为原则，可选择石膏、知母、芦根、黄芩、金银花、黄芪、桃仁、赤芍等具有清热泻火、行气通络等功效的中药。

特效穴位

》》膈俞穴、肺俞穴、委中穴、曲池穴、照海穴。

日常养护

》》宜食荸荠、枇杷、无花果、竹笋、麦冬、百合、银耳等食物；食疗可选绿豆粥、冬瓜汤、豆腐汤等；随时补充水分；睡前足浴，以微微出汗为宜。

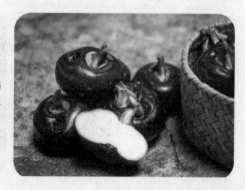

舌胖大，苔黄腻

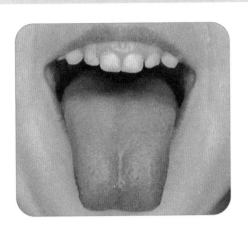

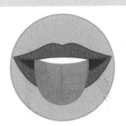

舌象表现

>>> 舌质偏红，舌体胖大，舌苔黄腻。

常见病症

此舌象大多是由湿热蕴结于膀胱引起的，可见尿急、尿痛、尿频数、小腹胀闷、发热恶寒、腰痛、口苦、恶心呕吐等症。

对症治疗

>>> 治疗应以清热泻火、利湿通淋为原则，可选用滑石、蒲公英、灯芯草、木通、车前草、大黄、山栀等具有清热解毒、利尿通淋等功效的中药。

特效穴位

>>> 中极穴、足三里穴、三阴交穴、阴陵泉穴。

日常养护

>>> 宜食豌豆、南瓜、芸薹、龙须菜、芥蓝、甘蓝、白菜、雪里蕻等食物；忌食牛奶、蛋黄、菠菜、豆腐、虾米、苋菜等；多喝水；多做跳跃运动。

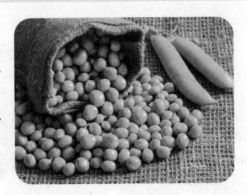

舌色红，苔厚腻

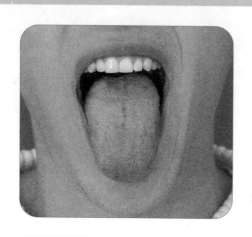

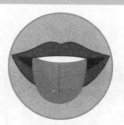

舌象表现

》舌质色红，舌苔黄且厚腻，舌中部少苔。

常见病症

》此舌象大多是由痰湿蕴结，阻滞气机，郁而化热，痰热互结引起的，可见胸闷、头晕、食少、入睡困难、身热面赤、心烦口渴等症。

对症治疗

》治疗应以清热利湿、熄风化痰为原则，可选择法半夏、杏仁、茯苓、胆南星、黄芩、枳实、竹茹等具有泻火祛痰、燥湿清热等功效的中药。

特效穴位

》肺俞穴、定喘穴、尺泽穴、天突穴、丰隆穴。

日常养护

》宜食甘蔗、海蜇、无花果、竹笋、萝卜、鸭蛋、紫菜、豆腐等；食疗可选海蜇荸荠汤、莲子银耳羹、百合山药粥等；加强运动，坚持体育锻炼。

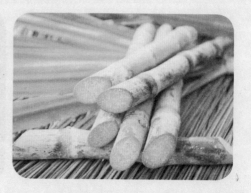

齿痕舌，苔薄黄

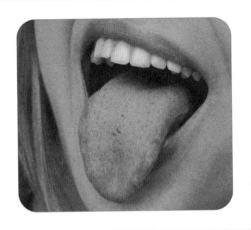

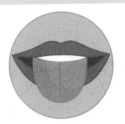

舌象表现

》》舌质色淡，舌体瘦小，舌尖较红，舌苔薄黄，舌两边有齿痕。

常见病症

此舌象大多是由脾虚肝郁致湿热蕴结，侵袭下焦大肠或膀胱引起的，可见小便淋漓灼痛、身热烦渴、带下黄白或腥臭、体倦乏力等症。

对症治疗

》》治疗应以疏肝健脾、清热利湿为原则，可选择枳实、滑石、车前子、萹蓄、山栀、生地、知母、葛根等具有通腑泄热、祛湿解毒等功效的中药。

特效穴位

》》脾俞穴、肝俞穴、足三里穴、合谷穴、天枢穴。

日常养护

》》宜食香蕉、苹果、雪梨、芥蓝、冬瓜、竹笋、芦笋等食物；可用干荷叶、白茅根、金银花、车前草煮汁饮用；食疗可选茯苓炖乳鸽、鲤鱼竹笋汤等。

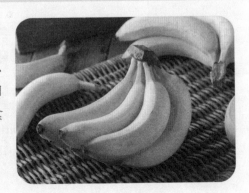

裂纹舌，苔薄白

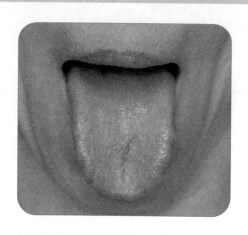

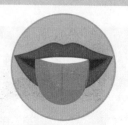

舌象表现

》》舌质色淡，舌苔薄白，舌面有裂纹，舌两边偏红。

常见病症

》》此舌象大多是由脾失健运，内生痰湿，上扰清窍引起的，可见烦躁不安、头痛失眠、耳鸣、面红目赤、胸闷等症。

对症治疗

》》治疗应以健脾益气、化痰除湿为原则，可选择太子参、黄芪、党参、山药、苍术、羌活、厚朴、白术等具有温中化湿、清热祛痰等功效的中药。

特效穴位

》》殷门穴、风池穴、听宫穴、丰隆穴、外关穴。

日常养护

》》宜食猪肝、花生、紫菜、芥蓝、绿豆、冬瓜等食物；可用雪梨、荸荠、莲藕、麦冬、鲜芦根煮汁饮用；少劳累，多休息；注意防寒保暖；适量运动。

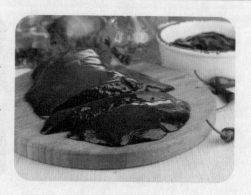

舌色红，有裂纹

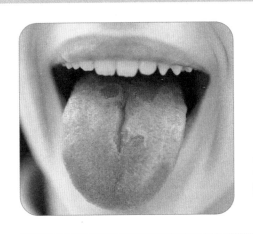

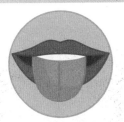

舌象表现

》舌质偏红，舌体僵硬，舌苔较干，舌面有裂纹。

常见病症

此舌象大多是由水湿内停，瘀血阻滞，热盛伤津，瘀热蕴结引起的，可见肢体沉重、胃肠不适、咽干口燥、精神不佳等症。

对症治疗

》治疗应以清热利湿、化瘀导滞为原则，可选择鸡血藤、桃仁、当归、川芎、豨莶草、枳壳、桔梗等具有泻火祛湿、活血化瘀等功效的中药。

特效穴位

》脾俞穴、肝俞穴、气海俞穴、风门穴、风池穴。

日常养护

》宜食芥蓝、芹菜、黄瓜、红豆、苦瓜、冬瓜、薏苡仁等食物；居室环境及被褥、衣物等都要保持干燥、清洁；宜做全身性的运动，如羽毛球、排球、跑步等。

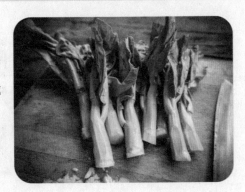

舌胖大，苔深黄

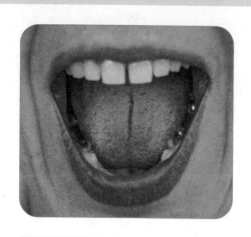

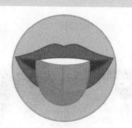

舌象表现

》》舌苔厚腻，呈深黄色，舌体胖大，舌面有裂纹，舌边有齿痕和瘀斑。

常见病症

》》此舌象大多是由脾胃失调，水湿内停，久而化热，蕴结于肌肤引起的，可见发热、关节酸痛、咽干口燥、身倦乏力、红斑或丘疹等症。

对症治疗

》》治疗应以清热利湿、解毒杀虫为原则，可选择黄连、黄檗、黄芩、苍术、白鲜皮、地肤子、百部、牛膝等具有祛湿泻火、清热解毒等功效的中药。

特效穴位

》》委中穴、三阴交穴、阴陵泉穴、风市穴、丰隆穴。

日常养护

》》宜食苋菜、白菜、芹菜、黄豆、绿豆、茭白、枇杷等食物；可用栀子、蒲公英、金银花、决明子等煎汁饮用；保持皮肤清洁，不要乱用各种化妆品。

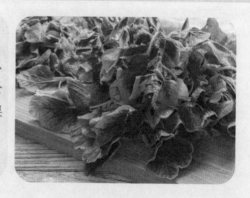

舌瘦红，苔厚腻

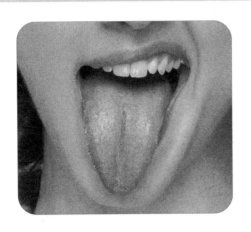

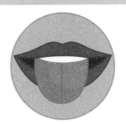

舌象表现

》》舌质红，舌体瘦，舌苔稍厚，呈黄腻状，舌底脉络有瘀滞。

常见病症

此舌象大多是由痰湿瘀阻脉络致体内生热引起的，可见胸闷、恶心、倦怠、痰多、头痛、发热、小便短赤等症。

对症治疗

》》治疗应以燥湿化痰、活血清热为原则，可选择半夏、茯苓、炙甘草、白芥子、桔梗、白前、玄参、芦根等具有清热凉血、理气化痰等功效的中药。

特效穴位

》》肺俞穴、膈俞穴、三阴交穴、脾俞穴、气海穴。

日常养护

》》宜食罗汉果、白萝卜、银耳、海蜇、荸荠、冬瓜等食物；坐姿要端正，久坐之后要起来活动一下；不穿紧身衣裤；经常晾晒被褥，保持干燥。

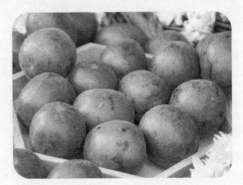